AF745008

LA SOPHROLOGIE FACE À L'ACTUEL MALAISE DANS LA CIVILISATION

SOCIÉTÉ FRANÇAISE DE SOPHROLOGIE
Collection dirigée par Claudie Terk-Chalanset

La Société Française de Sophrologie est une société savante créée en 1966 pour la recherche, le développement et la diffusion de la sophrologie. Créatrice, dès le départ, de ponts entre la médecine, la psychologie et la psychanalyse, elle intègre aujourd'hui les dernières mutations sociales et leurs difficultés ainsi que les avancées des neurosciences.

La SFS organise chaque année un congrès de réflexion aux problématiques variées. Ces congrès rassemblent médecins, psychanalystes, philosophes, psychologues, sophrologues confirmés ou en formation. Des violences aux addictions, de la créativité à l'estime de soi, des traumatismes aux émotions, de nombreux thèmes de recherche sont abordés et débattus.

Les Actes du congrès sont publiés chaque année aux éditions L'Harmattan, dans un partenariat fructueux qui compte déjà plus d'une vingtaine de titres.

Dernières parutions

L'identité en questions... Apport de la Sophrologie, 2020.
Les avancées cliniques et théoriques de la Sophrologie, 2018.
Corps Conscience Inconscient, 2017.
Le temps des émotions, 2015.
Traumatismes et résilience, 2014.
Sophrologie et vie quotidienne, 2013.
Sophrologie sans frontières, 2012.
Le sophrologue face aux attentes du sujet en crise, 2010.
Sophrologie et estime de soi, 2009.
La place de la sophrologie dans l'avenir de notre société, 2008.
Sophrologie et addictions, 2007.
Sophrologie et créativité, 2006.
La sophrologie face au changement, 2005.

51e Congrès
de la Société Française de Sophrologie

LA SOPHROLOGIE FACE À L'ACTUEL MALAISE DANS LA CIVILISATION

Sous la direction de
Claude Chatillon
Avec la collaboration de
Claudie Terk-Chalanset

L'Harmattan

5-7, rue de l'Ecole-Polytechnique, 75005 Paris

http://www.editions-harmattan.fr

ISBN : 978-2-14-026406-1
EAN : 9782140264061

OUVERTURE DU CONGRÈS

Mme Claude CHATILLON, Présidente

Bonjour à tous,

Bienvenue à ce 51ᵉ Congrès de la SFS, que nous avons dû reporter en 2020 en raison de la crise sanitaire que nous traversons encore aujourd'hui.

Merci aux Conférenciers d'avoir maintenu leur participation pour cette année et à tous de votre présence en dépit des contraintes.

Freud dans un ouvrage publié en 1929 « *Malaise dans la civilisation* » s'interrogeait en s'appuyant sur sa théorie des pulsions, sur la pertinence d'associer progrès de la civilisation et satisfaction grandissante de l'être humain.

Cette réflexion sur l'impact social du progrès et sur ses répercussions psychiques a été depuis longuement débattue par les philosophes, psychanalystes, psychologues, sociologues… et aujourd'hui nous avons choisi de nous questionner également sur ce thème face aux violences de notre époque, que ce soit du fait de l'homme, de la nature, des virus…

Le progrès est souhaitable et inéluctable, mais même nécessaire et bénéfique, tout changement provoque des difficultés et un temps d'adaptation, or ce qui est sans doute nouveau aujourd'hui, c'est la temporalité du changement, son accélération.

Notre époque a la particularité de nous confronter à une accélération exponentielle – terme aujourd'hui à la mode – tant en ce qui concerne les changements techniques et sociétaux que les changements climatiques.

Les progrès scientifiques et techniques favorisent la circulation mondiale des progrès et découvertes, des informations de toute nature en temps réel, mais aussi des maladies, virus ou autres microbes.

Sur le plan social comme sur le plan personnel nous sommes percutés par une multitude de contraintes, telles les exigences morales qui s'affichent, le déchainement de violence qui s'exprime, les réformes qui n'ont pas le temps de se vivre…

Alors ce malaise que nous vivons est-il la continuation, un approfondissement ou différent du malaise décrit par Freud ?

La réflexion actuelle, pluridisciplinaire décrit face au « progrès » à l'œuvre, l'émergence de nouveaux symptômes, de nouveaux sujets, une « une nouvelle économie psychique » et nous constatons effectivement sur le plan clinique ces malaises « informes » selon l'expression de Lina Balestrière[1], sans contours, sans sens apparent, une sorte d'anxiété généralisée, accompagnés de manifestations corporelles variées, un accablement, une fatigue, une défiance diffuse… avec une absence d'élaboration psychique.

---

[1] Lina Balestrière, Docteur en psychologie, psychanalyste belge, Présidente de l'École belge de Psychanalyse en 2008, décédée en 2014.

Nous vivons, dans l'immédiateté, un déferlement de violences, de drames et catastrophes, de contraintes multiples, d'injonctions morales paradoxales, qui viennent bouleverser la temporalité psychique, percuter et perturber notre identité, voire l'effacer au point d'entendre une jeune adolescente de 16 ans rétive à toute réflexion ou effort dire que son rêve serait qu'un robot lui dicte ce qu'elle a à faire et à penser chaque jour…

Alors malaise, mais quel malaise ?

Ce congrès est l'occasion de questionner le malaise actuel de différents points de vue, de s'interroger sur ses effets sur notre psychisme et notre corps, de réfléchir sur ce que nos pratiques ont à proposer ou ont pu proposer, de s'accorder aussi une parenthèse pour la réflexion, alors que nous traversons nous-mêmes cette accélération du temps et du changement.

Bon congrès à tous.

PRÉSENTATION ET RÉSUMÉS DES INTERVENTIONS

Le thème de ce 51e Congrès s'est imposé à nous à la suite d'une discussion autour de nos expériences face aux demandes actuelles laissant entrevoir de difficiles adaptations aux rythmes de vie, exigences au travail, performances attendues, engendrant de nouvelles souffrances, de nouveaux troubles, de nouvelles interrogations.

Qu'en est-il de notre singularité, de notre sphère intime, de notre temporalité, de notre rapport au monde ? Telles étaient les questions que nous souhaitions aborder et qui résonnent d'autant plus fort aujourd'hui avec le surgissement de la pandémie.

Notre époque, comme toute période de mutation, génère un « malaise » tant psychique que corporel.

L'actuel malaise est-il la continuation sous d'autres formes de celui dépeint par Freud en 1929, ou bien constitue-t-il quelque chose de nouveau et de différent ?

Ce que nous sophrologues pouvons constater, c'est la persistance d'un clivage entre Soma et Psyché et l'actuel besoin d'entendre toutes les composantes du sujet, de prendre en compte sa « totalité ».

La nécessité d'une prise en charge globale est plus que jamais nécessaire dès lors que surgissent de nouvelles classifications, des réponses tant médicamenteuses que des promesses de « bien-être » proposant une réponse à chaque symptôme…

Nous avons donc souhaité questionner ce « malaise » et l'impact des contraintes sociétales sur notre économie psychique.

Comment la sophrologie peut-elle accompagner ces changements et l'accélération brutale des rythmes, au prix de quelles mutations, de quelle évolution dans le positionnement de ses acteurs, de quels renoncements peut-être…

La rencontre authentique avec autrui peut-elle aider le sujet à advenir au projet de vie dont il rêve ?

La sophrologie sait-elle s'adapter, ou peut-être résister, aux nouvelles formes de communication : réseaux sociaux, tout numérique, normes de plus en plus contraignantes… ?

Et alors que les évènements récents ont bouleversé beaucoup de certitudes, nous espérons avec l'aide de nos conférenciers et la participation de tous faire de ce congrès une parenthèse enrichissante et un vrai moment de réflexion et de partage.

Après l'ouverture du congrès par la Présidente, **Madame Claude CHATILLON**, la première partie de ce congrès est placée sous le thème du **« Malaise ? Quel malaise... »**.

La première intervention est celle de **Norbert CHATILLON** qui nous parle de ***« La sérénité crispée, du malaise dans les cultures aux malaises de chaque conscience... ».*** Comment chaque conscience, aujourd'hui, peut-elle assurer son équilibre et soutenir ses valeurs ? Comment vivre la sérénité en périodes de crises ou de menaces ?

Puis le **Dr Jean-Pierre CAPITAIN** prend la parole pour aborder le thème de ***« Corps et santé mentale ».*** La souffrance psychique et la santé mentale symbolisent les bouleversements qu'a connu la psychiatrie depuis les années 1970. En même temps sont apparues de nouvelles souffrances et donc de nouvelles demandes qui prennent sens dans les pathologies de la « modernité ».

Il n'aborde ici que la plainte corporelle et ses fondements psycho-pathologiques dans le cadre de l'unité somato-psychique.

La matinée se clôture sur la conférence de **Richard ESPOSITO** qui oriente sa communication sur ***« La normalisation excessive des conduites : un processus complexe au cœur du malaise de notre civilisation ».*** En abordant la normalisation des conduites sous l'angle de la relation à autrui, il montre comment l'autre participe à la construction de mon identité première et comment, paradoxalement, il peut m'empêcher d'être moi en cherchant à uniformiser ma conduite. Une part du malaise de notre civilisation se situe dans une normalisation excessive des conduites, favorisée par des processus dont nous n'avons pas toujours conscience. L'entraînement sophrologique peut alors entraîner des prises de conscience et constituer un moyen d'accès à soi sous un angle nouveau.

Le deuxième thème proposé est celui du « **sujet face à la temporalité moderne** ».

Jean-Pascal CABRERA pose la question de ***« La numérisation : ses impacts sur les rythmes, la réponse de la sophrologie ».*** Cette analyse a pour objet de comprendre la façon dont la crise sanitaire a révélé un mouvement sociétal, voire civilisationnel, contenu dans l'invasion numérique qui a submergé nos modes de vie.

Le temps qui rythme notre quotidien s'accélère, laissant le sujet chercher des repères « impalpables » dans l'univers invisible des « *clouds* » qui hébergent les moindres clics de nos souris, les moindres mots écrits ou prononcés.

Anne GALOUZEAU DE VILLEPIN nous parle ensuite de son expérience de ***« L'enfant sans repos, symptôme du malaise de la civilisation ? »***

Bien souvent symptôme de la demande des adultes, que nous dit l'enfant agité de ses difficultés précoces d'attachement dans une société qui attaque de plus en plus les liens ?

Entre compréhension des sources de l'attachement et pratiques institutionnelles dans un établissement pour enfants présentant des troubles du comportement, quelle place donner à la sophrologie dans l'accompagnement de ces enfants insécures, entre ancrage oculaire et attentionnel, ancrage corporel, ancrage relationnel ?

Nedjma MOHAMMEDI clôture cette 2e partie en exposant ***« La place du corps dans la thérapie EMDR ».*** Après un bref rappel des trois phases de la prise en charge des évènements traumatiques, elle présente la thérapie EMDR et son impact dans le traitement des mémoires corporelles associées à un évènement traumatique.

Le 3e thème abordé est celui de « **la place de l'intime** ».

La conférence de **Chantal BIWER** parle de son expérience sur le « ***Confinement / déconfinement : travail sur les distances en sophrologie*** ». Selon elle, le (la) sophrologue est face à un double enjeu : trouver son juste positionnement dans ce phénomène et accompagner le (la) sophronisant(e) dans un monde qui change de plus en plus vite.

À sa suite, **Bénédicte de MONTENAY** parle elle aussi de ***« Confinement, déconfinement – retentissement et rétrécissement, qu'offre la sophrologie ? »***

La pandémie de Covid 19 a bousculé nos habitudes, il s'agit de faire un bref état des lieux sur les retentissements psychiques, dont en 1re instance, les rétrécissements de nos vies pour enfin aborder ce que peut proposer la Sophrologie avec une pratique du Rêve éveillé en exploitant davantage les possibilités de l'imaginaire pour renforcer la qualité de la vie psychique. Sa conférence est suivie d'une pratique sur l'expansion du champ de conscience.

Cette 3e partie se termine avec l'intervention du **Dr Benoit FOUCHÉ** qui apporte son point de vue sur ***« L'imaginaire corporel en Sophrologie et les Neurosciences. Place de l'imaginaire face au règne de la quantité ».***

Le règne de la quantité - c'est-à-dire de quantifier notre vie, et pour nous sophrologues, notre vie intérieure : nos sensations, nos émotions, nos sentiments, nos pensées – est un grave problème de notre culture et de notre vie sociale. Pourtant, la sophrologie devra accepter la quantification, c'est-à-dire le règne des Neurosciences sur les mécanismes de notre vivance sophrologique.

Actuellement, la recherche et l'évaluation du Yoga et de la Méditation se font par mesure du métabolisme de nos différentes sphères du cerveau par IRM fonctionnelle. La sophrologie devra bien être obligée de se prêter à ce type d'évaluation. Mais, la sophrologie nous fait vivre nos émotions et surtout nos pensées comme des élans imaginaires qui peuvent s'exprimer dans les nuances de la symbolisation. Nous pourrons les vivre avec les Universels Inconscients.

La dernière demi-journée a donné libre cours aux échanges entre sophrologues et intervenants, sorte de « **regards croisés autour de cas cliniques** »

Certains se sont exprimés sur les difficultés, pathologies ou fragilités révélées ou aggravées par cette période de confinement, l'angoisse de la maladie, la maladie elle-même.

D'autres ont partagé un cas clinique, une réflexion issue de son expérience et de son expertise ou un questionnement relatif aux difficultés ou demandes qui leur ont été adressées.

Enfin **Claudie TERK-CHALANSET** a clôturé le congrès en remerciant tous et toutes pour leur participation active.

LA SÉRÉNITÉ CRISPÉE, DU MALAISE DANS LES CULTURES AUX MALAISES DE CHAQUE CONSCIENCE

Norbert CHATILLON

L'acte poignant et si grave d'écrire quand l'angoisse se soulève sur un coude pour observer et que notre bonheur s'engage nu dans le vent du chemin
René Char[1]

« Quand j'entends le mot *culture*, je sors mon revolver ! »[2]

Ces propos ordinairement attribués à Hermann Goering, l'un des plus proches complices d'Adolf Hitler, n'incitent guère à la sérénité.

À notre tour de nous demander : quand nous entendons le mot *malaise*, qu'est-ce que nous laissons ou faisons sortir ?

Oserais-je sortir mon revolver ? Faire de ma violence une façon de décharger le malaise ? Comment maîtriser notre violence sans annuler la dimension positive, nécessaire et créative de l'agressivité ?

---

[1] René Char, *A une sérénité crispée*, *Dans l'atelier du poète*, Quarto, Gallimard, édition 2007 p.630

[2] « *Wenn ich das Wort Kultur höre, dann greife ich schon an meinen Revolver* », citation reprise de « *Wenn ich Kultur höre... entsichere ich meinen Browning* », Acte 1, scène 1 - pièce de théâtre *Schlageter*, prononcée par Friederich Thiemann (acteur) le 20 Avril 1933.

Pouvons-nous vivre la sérénité en périodes de crises ou de menaces ?

Pouvons-nous imaginer une posture qui ne soit ni renoncement ni violence et qui ait la puissance de la révolte et de ses effets ?

Pouvons-nous accueillir le passé comme une rampe de lancement plutôt que comme une pesanteur ?

Cette pesanteur, cette lourdeur que, dans son dernier roman, *Mohican*[3], Eric Fottorino énonce par la voix de l'un de ses personnages :

« Aujourd'hui, je sais qu'il n'oublie rien et ça m'inquiète. Je me demande s'il n'a pas trop de souvenirs pour vivre au présent. »

Comment prendre racine dans les parts les plus sereines de soi lorsque la violence vient tuer notre mode habituel de présence au monde ?

Car l'enjeu est « la possibilité de la mort de toute liberté humaine, par triomphe du totalitarisme. »[4]

Comment conjuguer une protestation intérieure émergeant en force par la voie du partage et non de l'isolement ?

Ce que Albert Camus formule au sujet de la *révolte* : « *Mère des formes, source de vraie vie, elle nous tient toujours debout dans le mouvement informe et furieux de l'histoire* »[5]

En une approche psychanalytique : « pourrions-nous compter sur l'inconscient dans tout ça ? » Je dis bien *compter sur l'inconscient* comme force et comme ressource, et non nous draper d'inconscience.

---

[3] Eric Fottorino, *Mohican*, Gallimard, 2021, p.49.

[4] Michel Foucault, *La sexualité, Cours donné à l'Université de Clermont-Ferrand, 1964*, Éditions EHESS-Gallimard-Seuil, 2018, note 49 p.103.

[5] Albert Camus, *L'homme révolté*, Gallimard, 1951, p.378.

Vladimir Jankélévitch n'a eu de cesse de nous rappeler qu'*« il n'y a donc de conscience absolument douloureuse que la conscience morale. Toute autre conscience est plus ou moins heureuse ou indifférente ou consolable.* », avec cet énoncé d'une énigmatique intensité : « *Pour la conscience morale, le rapport de l'égoïsme au sacrifice n'est nullement celui de la copie au modèle ou du moins au plus : ce n'est pas une ombre qu'il faut sacrifier, mais la nature elle-même.* »[6]

Ce texte de Vladimir Jankélévitch, publié en 1933, est contemporain du texte *Das Unbehangen in der Kultur*, projet élaboré par Freud dès 1929, traduit d'abord par *Malaise dans la civilisation*, puis récemment par *Malaise dans la culture*.

Par quel bout prendre la chose ? C'est ce qu'interroge l'*hésitation* de Freud.

Est-ce que cette *hésitation* peut nous conduire à interroger la culture comme malaise là justement où certains courants tentent de la valoriser comme bien-être ?

Que faisons-nous de notre culture, de notre rapport à la culture depuis ce « sentiment océanique » que Romain Rolland invita Freud à explorer ?

Dès l'ébauche de son essai, en juillet 1929, Freud envisage de l'intituler *Das Glücck und die Kultur* - Le bonheur et la culture – puis *Das Unglück in der Kultur* – Le malheur dans la culture. Ce qui est à l'œuvre dans *l'hésitation* de Freud, c'est sa mise en lumière de *notre hésitation* que, dès les premiers mots, Freud évoque, « étant donné les discordances entre la pensée et l'action des humains et la polyphonie de leurs motions de souhait. »[7]

---

[6] Vladimir Jankélévitch, *La mauvaise conscience*, Alcan 1933, p. 5 puis p.26

[7] p.5 de l'édition PUF du texte, et p.249 du volume XVIII des Œuvres Complètes aux PUF, ref. 421 de la pagination du texte allemand

Nous ne manquerons pas de noter que l'interrogation de Freud reste entière, et que nous la retrouvons reprise par Jacques Lacan dès l'introduction du Livre VIII du Séminaire, *Le transfert* :

« On doit se demander par quels moyens opérer honnêtement avec les désirs. C'est-à-dire – comment préserver le désir dans l'acte, la relation du désir à l'acte ?

Le désir trouve ordinairement dans l'acte plutôt son collapsus que sa réalisation, et, *au mieux, l'acte ne présente au désir que son exploit, sa geste héroïque*. Comment préserver, dis-je, du désir à cet acte, ce que l'on peut appeler une relation simple, ou salubre ? »[8]

Ce que Lacan touche ici, c'est *la place du malaise au centre du rapport du désir à son réel.*

Ce qui nous incite et invite à travailler ce paradoxe : c'est lorsque nous avons le plus besoin de nos ressources intérieures, de nos capacités d'adaptation et d'imagination que nous sommes menacés par l'inhibition, la peur, la peur la plus frontale, le stress, et sommes exposés à l'aggravation du risque depuis un autre danger, intérieur celui-ci, qui nous paralyse, nous laisse sur place et sans ressources, encore plus fortement.

Quels ressorts, le plus souvent inconnus de nous-mêmes, voire ignorés de toute expérience de la chose, nous font réagir de façon adéquate à la situation, ou nous font nous précipiter vers la mort qui aurait au moins cette étrange vertu de supprimer notre terreur ?

Freud parviendra vite à énoncer sans détour :

« *Et voilà que, selon moi, le sens du développement de la culture n'a plus pour nous d'obscurité. Ce développement ne peut que nous montrer le combat entre*

---

[8] Jacques Lacan, Séminaire, Livre VIII, *Le transfert*, Introduction : Au commencement était l'amour, 16 Novembre 1960, Éditions du Seuil, p.14.

Eros et mort, pulsion de vie et pulsion de destruction, tel qu'il se déroule au niveau de l'espèce humaine. »[9]

Examinons les principaux éléments susceptibles de nous accompagner pour les mises en chantier de ce Colloque :

1°) ce que Freud entend par *culture* :
« le mot « culture » désigne la somme totale des réalisations et dispositifs par lesquels notre vie s'éloigne de celle de nos ancêtres animaux et qui servent à deux fins :
- « la protection de l'homme contre la nature »
- « et la réglementation des relations des hommes entre eux »

2°) « nous reconnaissons comme culturelles toutes les activités et valeurs qui sont profitables à l'homme en ce qu'elles mettent la terre à son service, le protègent contre la violence des forces de la nature, etc. »[10]
Nous voyons nettement combien notre représentation de la culture s'est aujourd'hui inversée :
- pour Freud, la culture constitue un ensemble de forces nous protégeant des dangers de la nature, la nature de la terre comme notre nature intérieure.
- la tendance aujourd'hui viserait à montrer que notre culture s'acharne à détruire la nature, et sans vouloir rapporter nos débats aux échanges néo-écologiques de ces temps actuels, nous avons ici, pour nos échanges de ce week-end, à *interroger la culture comme empêchement d'accès à ce que serait notre véritable nature, celle qui comprend nos dimensions inconscientes.*

---

[9] p.64 de l'édition PUF du texte, et p.308 du volume XVIII des Œuvres Complètes aux PUF, ref. 481 de la pagination du texte allemand.
[10] p.32 de l'édition PUF du texte, et p.276 du volume XVIII des Œuvres Complètes aux PUF, ref. 448-449 de la pagination du texte allemand.

3°) « La liberté individuelle n'est pas un bien de culture. C'est avant toute culture qu'elle était la plus grande, mais alors le plus souvent sans valeur, parce que l'individu était à peine en état de la défendre »[11]

Ne seraient-ce que ces premières mentions du texte de Freud nous donnent du grain à moudre. Imaginons le raisonnement suivant, aujourd'hui, en ce dernier mois de 2021 : la culture – chargée selon Freud de nous protéger des forces de la nature – se présenterait comme ravageant les forces de la nature, et la question viendrait à se poser de sa valeur : elle ne protège pas, elle détruit.

Et de ce fait elle ne nous garantit plus ce qu'elle était supposée nous apporter en échange d'une limitation consentie de notre liberté individuelle : il y aurait de quoi occuper des ronds-points revêtus de gilets jaunes !

Ce qu'analyse avec finesse Marcel Gauchet présentant le « séisme des gilets jaunes » comme la « *suite logique de la vague d'individualisation qui a transformé nos sociétés de part en part.*

S'il n'y a que des individus, et des individus intéressés, comment la représentation d'un intérêt collectif distinct de l'intérêt de celui qui est censé le représenter serait-elle possible ? »[12]

D'où Freud prenant appui sur la dureté de la vie :

« *La vie telle qu'elle nous est imposée est trop dure pour nous, elle nous apporte trop de douleurs, de déceptions de tâches insolubles* »[13].

---

[11] p.39 de l'édition PUF du texte, et p.283 du volume XVIII des Œuvres Complètes aux PUF, ref. 455 de la pagination du texte allemand.

[12] Marcel Gauchet, avec Eric Conan et François Azouvi, *Macron, les leçons d'un échec, Comprendre le malheur français II*, éditions Stock, octobre 2021, p.212.

[13] p.17 de l'édition PUF du texte, et p.261 du volume XVIII des Œuvres Complètes aux PUF, ref. 432 de la pagination du texte allemand.

Freud indique que pour la supporter nous ne pouvons nous passer de *remèdes sédatifs* :

« Ces remèdes, il en est peut-être de trois sortes :

- de puissantes diversions qui nous permettent de faire peu de cas de notre misère
- des satisfactions substitutives qui la diminuent
- des stupéfiants qui nous y rendent insensibles. »[14]

La culture ne serait-elle qu'un ensemble de techniques d'adaptations du vivant au milieu ? Et le malaise dans la culture témoignerait-il des limites de tels artifices ?

Arrêtons-nous un instant sur le deuxième remède : *les satisfactions substitutives qui diminuent la misère ?*

Est-ce que la cure psychanalytique ne constitue pas en quelque sorte l'une de ces voies ?

J'ai en mémoire un patient interpellant son analyste dans un moment d'insatisfaction quant à son cheminement par la voie de la psychanalyse : « *vous au moins, vous avez réussi votre psychanalyse !!!* » Sur quoi il lui répondit : « *quels indicateurs vous conduisent à affirmer cela ?* » Et le patient répond : « *Vous êtes devenu psychanalyste !* » « *Et vous pensez vraiment que de devenir psychanalyste est le signe d'une analyse réussie ?* », rétorque l'analyste. Vous pouvez imaginer la perplexité de ce patient. Nous pourrions en effet admettre que d'avoir pour débouché de vie de « faire le psychanalyste » n'est pas nécessairement une preuve de la réalisation de soi ![15]

---

[14] *Ibid.* Désignés par Goethe comme *Sorgenbrecher*, briseur de soucis, rappelle Freud en note.

[15] Ce pourrait même constituer une "vie par procuration" pour reprendre un titre de Jean-Jacques Goldman, ou se mêler du destin des autres sans avoir de destin propre, tel le Philoctète de Sophocle auquel j'ai consacré une de mes premières conférences voici quarante ans : *Philoctète ou le mythe du couillon.*

J'ai évoqué ironiquement la psychanalyse pour bien témoigner que je n'en fais pas devant vous l'apanage universel.

Freud interroge avec finesse cette *question des satisfactions substitutives* : celles qui tenteraient d'agir directement sur les motions pulsionnelles, selon un mode de défense contre la souffrance qui ne s'attaque plus à l'appareil sensitif, mais « cherche à *se rendre maître des sources internes des besoins*. À l'extrême, *cela advient dès lors qu'on met à mort les pulsions*, comme l'enseigne la sagesse de vie orientale et *comme le réalise la pratique du yoga.* »[16].

Ce que Freud ajoute aussitôt et qui interpelle les pratiques du yoga, peut être mis en chantier dans un Colloque comme celui que vous tenez ce week-end :

« Il y a là de toute évidence un *abaissement indéniable des possibilités de jouissance*. Le sentiment de bonheur lors de la satisfaction d'une *motion pulsionnelle sauvage*, non domptée par le moi, est incomparablement plus intense que lors de *l'assouvissement d'une pulsion domestiquée*. L'irrésistibilité des *pulsions perverses*, peut-être, d'une façon générale, l'attrait de ce qui est interdit, trouve ici une explication économique. »[17]

Ce que Lacan réinterrogera en parlant de cette « *neutralisation du corps*, qui semble après tout, la fin première de la civilisation (…) »[18]

---

[16] p.21 de l'édition PUF du texte, et p.265 du volume XVIII des Œuvres Complètes aux PUF, ref. 436 de la pagination du texte allemand.
[17] p.22 de l'édition PUF du texte, et p.266 du volume XVIII des Œuvres Complètes aux PUF, ref. 437 de la pagination du texte allemand
[18] Jacques Lacan, Séminaire, Livre VIII, *Le transfert*, Introduction : Au commencement était l'amour, 16 Novembre 1960, Éditions du Seuil, p.24.

Nous aurions nécessité à nous interroger : à la différence de l'analyse qui interdirait de s'autoriser à faire l'amour le temps de la séance, la pratique sophrologique ne serait-elle pas une métaphorisation civilisée de l'activité érotique ?

Arrêtons-nous maintenant sur le troisième remède : *des stupéfiants qui nous y rendent insensibles ?*

Est-ce que certaines approches par la voie de la sophrologie ne constituent pas la mise en œuvre fort heureuse de stupéfiants psychiques qui permettent, sans recours à la chimie, de rendre tenable le rapport à la douleur ?

Nous pouvons aussi observer que certaines techniques « de défense contre la souffrance » – et ce n'est pas le lieu d'en opérer l'inventaire –peuvent se servir « des déplacements de libido qu'autorise notre appareil animique, et par lequel sa fonction gagne tellement en *flexibilité* »[19] et opérer, tantôt sous un mode curatif, tantôt aussi sous un mode préventif.

Nous voyons combien ce texte de Freud est aujourd'hui précieux comme outil d'interpellation de nos représentations et de nos pratiques.

Car nous nous prévalons souvent, vous sophrologues, nous psychanalystes, et aussi nombre de militants syndicaux et associatifs, de *vouloir le bien*. Ce que reprendra Jacques Lacan.[20]

---

[19] p.22 de l'édition PUF du texte, et p.261 du volume XVIII des Œuvres Complètes aux PUF, ref. 437 de la pagination du texte allemand.

[20] « *C'est d'ailleurs une chose perpétuellement présentifiée à mon esprit – et au vôtre, pour autant que c'est langage courant, discours commun sur l'analyse, que de dire concernant le transfert, que vous ne devez d'aucune façon, ni préconçue ni permanente, poser comme premier terme de la fin de votre action le bien, prétendu ou pas, de votre patient, mais précisément son éros* », Jacques Lacan, *Au*

Freud nous alerte, nous met en garde sur cette naïveté paradoxale de vouloir pour l'autre, le bien comme le mal d'ailleurs.

Je dis quelquefois aux patients que je reçois, que je ne suis pas là pour les aider, mais pour leur permettre de décider s'ils veulent ou non prendre soin d'eux-mêmes dans leur intégralité : je ne peux pas, je ne dois pas vouloir pour eux.

Ce sur quoi Freud nous alerte - *c'est ce qui peut faire malaise* - c'est notre pratique elle-même, la conscience de notre tentation de toute puissance :

« *Si la culture impose d'aussi grands sacrifices, non seulement à la sexualité mais aussi au penchant de l'homme à l'agression, nous comprenons mieux qu'il soit difficile à l'homme de s'y trouver heureux. En fait l'homme originaire était en cela mieux partagé, étant donné qu'il ne connaissait pas de restrictions pulsionnelles. En revanche, sa certitude de jouir longtemps d'un tel bonheur était des plus minces.* »[21]

Nous repérons combien *il est difficile pour chacun de s'arracher, de s'extraire d'une représentation de l'homme originaire*, de l'homme d'avant la culture, et en cela Freud porte en soubassement l'héritage des Lumières, du Rousseau qui qualifie le passage de l'état de nature à l'état civil substituant la justice à l'instinct[22].

À la différence de Rousseau, Freud – et c'est là son génie – sait que la justice ne s'est pas substituée à l'instinct, et montre que *ce qui fait malaise*, c'est la cohabitation en

---

commencement était l'amour, séance du 16 novembre 1960, *Le Séminaire Livre VIII, Le transfert*, Éditions du Seuil, p. 18.

[21] p.57 de l'édition PUF du texte, et p.301 du volume XVIII des Œuvres Complètes aux PUF, ref. 474 de la pagination du texte allemand.

[22] Jean-Jacques Rousseau, *Du contrat social* Livre Premier, chapitre VIII, *De l'état civil*,1762.

chacun de nous de ces deux instances, et que la justice ne peut rien qu'exiger d'Eros et de Thanatos des renoncements pulsionnels.

Pour saisir l'enjeu, revenons sur le premier des remèdes sédatifs énoncés par Freud :
« *de puissantes diversions qui nous permettent de faire peu de cas de notre misère* ».

Pour saisir ces diversions, Freud mobilise l'un de ses concepts majeurs, auquel en tant que sophrologues vous avez, vous aussi, à vous expliquer : le concept de *sublimation* :

« La sublimation est en général un destin de pulsion que la culture obtient par contrainte (…) il est impossible de ne pas voir dans quelle mesure la culture est édifiée sur du renoncement pulsionnel, à quel point elle présuppose précisément la non-satisfaction (répression, refoulement, et quoi d'autre encore ?) de puissantes pulsions. Ce *refusement par la culture* exerce sa domination sur le grand domaine des relations sociales des hommes ; nous savons déjà qu'il est la cause de l'hostilité contre laquelle ont à combattre toutes les cultures. »[23]

Comment reconnaître la *sublimation* et ne pas s'interroger sur le fait que la sublimation ferait obstacle à *l'être soi* ?

Il y a un grand écart entre décrire et nommer un processus et prétendre donner à ce processus une fonction d'explication, ce qui requiert d'identifier le statut que nous donnons à notre discours.

---

[23] p.41 de l'édition PUF du texte, et p.285 du volume XVIII des Œuvres Complètes aux PUF, ref. 457 de la pagination du texte allemand.

Ce que pointe avec finesse Guy Le Gaufey :

« *Il existe des harmonies à même de faire vibrer tel ou tel élément d'un savoir dès qu'on le pose, non sans précautions, à proximité de tel autre, situé dans d'autres champs, d'autres pratiques, d'autres temps aussi bien* » *ajoutant : « Une telle démarche soulève d'emblée de légitimes questions, car il ne s'agit pas non plus de s'autoriser n'importe quel rapprochement sous le prétexte qu'il aurait des vertus vibratoires. Alors quoi ?* »[24]

Le moment le plus délicat de *Malaise dans la culture* est celui par lequel Freud s'arrache du texte qui le précède, *L'avenir d'une illusion*, tout en mobilisant l'énergie qui le conduit depuis *Au-delà du principe de plaisir*.

Freud est dans la nécessité d'inscrire sa conception de l'homme dans une historicité, c'est-à-dire de l'inscrire dans une évolution, je dirais « sur les pas de Darwin », sans encore pouvoir dépasser ce que pourtant il sait mais ne formule pas, et que Georges Canguilhem énoncera dans son enseignement : « *dans l'évolution, c'est l'évolution elle-même qui évolue.* »

En l'absence de données historiques exploitables sur l'évolution de l'humanité, Freud écrit :

« Mais si nous voulons savoir à quelle valeur peut prétendre notre conception du développement de la culture en tant que procès particulier, *comparable à la maturation normale de l'individu*, il nous faut manifestement nous attaquer à un autre problème, nous poser la question de savoir *à quelles influences le développement de la culture doit son origine*, comment il a pris naissance et comment fut déterminé son cours. ».

---

[24] Guy Le Gaufey, *L'effet de sens, Éléments de sémiotique lacanienne*, p.6, Epel éditions, 2018.

Cette approche ne contredit évidemment pas la thèse selon laquelle l'ontogenèse reproduirait la phylogénèse : ce que dit Freud, c'est qu'il convient d'aller chercher, dans la psyché de l'homme actuel, inscrit dans sa culture, les traces de ce processus et par là celles de son malaise.

Ces traces, inscrites dans sa culture s'inscrivent dans et par le corps. Le corps incarne la culture : « *Le destin, c'est l'anatomie* »[25] avait énoncé Freud en 1923.[26]

Freud :

1°) s'appuie sur *Totem et tabou* où il montre que « *en terrassant le père, les fils avaient fait l'expérience qu'une union peut-être plus forte que l'individu.* »[27]

2°) se fonde sur cette idée que « *le rapport de l'amour à la culture perd au cours du développement son univocité. D'une part l'amour s'oppose aux intérêts de la culture, d'autre part la culture menace l'amour de restrictions sensibles* ».[28]

D'un point de vue épistémologique, nous prenons conscience d'un double enracinement de l'approche de Freud au moment de l'écriture de *Malaise dans la culture* :

- comme Rousseau en 1762, et Kant en 1784, il éprouve ce besoin culturel, de grande tradition

---

25 "*Die Anatomie ist das Schicksal*", *l'anatomie, c'est le destin*, variante du mot de Napoléon rapporté par Goethe, entretien avec Napoléon à Erfurt du 2 Octobre 1808.

26 "*Le destin, c'est l'anatomie* ", *La disparition du complexe d'Œdipe*, chapitre VIII du recueil *La vie sexuelle*, PUF, 1969, p.121, et p.31 du volume XVII des Œuvres Complètes aux PUF, ref. 400 de la pagination du texte allemand

27 p.43 de l'édition PUF du texte, et p.287 du volume XVIII des Œuvres Complètes aux PUF, ref. 460-461 de la pagination du texte allemand.

28 p.45 de l'édition PUF du texte, et p.289 du volume XVIII des Œuvres Complètes aux PUF, ref. 462 de la pagination du texte allemand.

universitaire, d'étayer ses travaux sur des fondements historiques.[29]

- il tente d'enraciner, *depuis l'individu considéré comme un itinéraire de vie*, ces fondements historiques, s'interrogeant cependant : « *avons-nous le droit de faire l'hypothèse d'une survivance de l'originel à côté de l'ultérieur qui est né de lui ? (...) Sans aucun doute ; une telle éventualité n'est déconcertante ni dans le domaine animique, ni dans d'autres.* »[30]

Et seule cette rupture épistémologique majeure éclaire ce qu'il en est justement du *malaise dans la culture*, qui n'est justement pas le malaise *de* la culture, puisqu'il est un malaise qui ancre l'individu dans la culture tout en le préservant de son identification à des modèles de la culture.

Ce qui, en ce monde, nous conduit à énoncer que

> le malaise n'est pas un symptôme dont il convient de guérir, mais une dimension qu'il est nécessaire d'intégrer et d'intérioriser, *de l'exigence de nous composer une santé du malheur.*

Nous sommes, ce jour plus près
du sinistre que le tocsin lui-même,
c'est ***pourquoi il est grand temps***
de nous composer une santé
du malheur*. Dût-elle avoir l'apparence*
de l'arrogance du miracle.[31]

---

[29] « *Je commencerai par une vue d'ensemble des productions d'auteurs antérieurs, ainsi que de l'état actuel des problèmes du rêve dans la science, parce que je n'aurai pas souvent l'occasion d'y revenir au cours de ce traité.* », *L'interprétation du rêve*, p.25 du volume IV des Œuvres Complètes aux PUF, ref. 1 de la pagination du texte allemand.

[30] p.9 de l'édition PUF du texte, et p.253 du volume XVIII des Œuvres Complètes aux PUF, ref. 425 de la pagination du texte allemand.

[31] René Char *À une sérénité crispée*, paraît chez Gallimard en tirage limité en avril 1951, illustré par trois vignettes de Louis Fernandez.

Un vendredi 13, jour porte-bonheur voudrait la voix populaire, un jour de gain aux jeux de hasard !

Ils sont venus perforer de leurs malheurs ceux dont il est dit après-coup que ce sont des « innocents ». Ce mot, tout autant que celui de « terroriste », paralyse la pensée, l'empêche.

Ils ont vidé de leur sang des humains qui avaient juste choisi cette soirée, en ces lieux-là, pour s'offrir ce bon temps qui d'ordinaire se fait lumière de fête.

Ils les ont perforés, explosés, se sont pour certains explosés eux-mêmes, comme pour unir, dans une même défête, les joies de l'instant et le tragique de leur durée.

Beaucoup relaient ce mot de « terroriste », mot qui a pour fonction de situer la terreur chez l'autre. Oui, le mot est juste, s'il désigne qui tente d'effracter l'autre depuis sa propre terreur. Non, le mot n'est pas juste, s'il vise à localiser la terreur, à la circonscrire aux seuls tireurs.

En ce sens, nous serions tous des *terroristes objectifs* [32], depuis ce déni de notre propre terreur dont la modalité assurerait notre sérénité.

Nous aurait-on forgé un monde destiné à nous faire prendre des sensations abstraites conditionnées pour des sensations concrètes ? Je le soupçonne parfois, lorsque ceux qui ont tué me témoignent de *cette sensation excitante de retirer à l'autre toute capacité de sentir*.

Crisper la sérénité de l'autre dans la mort, et lui infliger cette fin, la fin d'une sérénité soupçonnée de ne s'être point crispée de l'intérieur de la vie.

L'édition que je cite est présente dans le recueil *Dans l'atelier du poète*, Quarto Gallimard, environ 1000 pages, nouvelle édition corrigée 2007, p.628 à 643.

[32] Je fais référence à l'idée d'*assassin objectif* décrit par Thomas Bernhardt dans *Le Naufragé*, où le pianiste Glenn Gould est éprouvé par le personnage du naufragé comme son assassin, alors qu'ils ne se sont jamais rencontrés, NRF et Folio.

Certains le savent dans leur être, quand leur revient en mémoire s'être trouvé pris sous des tirs de proximité, et où leur première sensation est une sensation mentale, abstraite, venue là pour protéger de l'inhibition de la peur et permettre d'adopter les comportements de survie les plus favorables : jusqu'à s'étonner, sous les coups secs des armes automatiques qu'il n'y eut point (comme dans les films ?) de musique ![33]

J'étais bien au chaud ce vendredi 13 Novembre, je finissais mon *Séminaire*[34], lorsque, à 22 h 30, chacun a rallumé son smartphone, y a trouvé de premières informations, des sms, courriels, appels de proches. Comment être serein ? Et pourtant, la question tout entière est posée. J'aurais dû énoncer : comment *rester* serein ? Car notre langue commune, dans les situations de fragilité, nous demande de *rester serein*, faisant cette hypothèse implicite que nous l'étions avant l'advenue du choc. Qu'en savons-nous de l'autre ? Qu'en savons-nous de nous-mêmes ?

« À trente ans, j'ai fait un rêve. Une voix me disait : il y a deux sortes d'individus dans la vie, les Classiques et les

[33] John Williams, l'immense compositeur de musiques films (Star Wars, E.T., Superman, Les dents de la mer, Indiana Jones, les premiers Harry Potter... tout ça c'est lui !) a dit à Spielberg au moment de l'attaque du requin, quand on voit enfin le requin dans le premier "Dents de la mer". Spielberg lui a demandé une musique adaptée. Et, en immense compositeur et musicien qu'il est, John Williams lui a répondu : « *Non. Là le requin arrive. Il attaque. C'est le silence qui s'impose* ».
Et le fait est que, dans le film, quand le capitaine du navire se fait dévorer par le requin, enfin vu, aucun son, que celui de la mer, et le silence, on sent presque l'odeur du sang... (Note proposée par Christine Chatillon)

[34] Sur le thème *L'amour et son semblant : du sentiment amoureux, effets de vérité, effets de leurre.* Le suivant était intitulé : *les représentations de la virilité, déclinaisons au féminin, déclinaisons au masculin, mise à l'épreuve du semblant.*

Indiens. Cette phrase a claqué dans ma nuit comme une vérité. La voix off était comme un troisième personnage qui m'indiquait ma voie.

Le Classique est un homme pétri par la norme, il n'inventera jamais rien, ne fera qu'obéir et suivre le mouvement en rêvant d'ascension sociale. C'est mon père.

L'indien est un intuitif, un insoumis, un créatif. C'est Casso ou le bonheur loin des apparences. Mais l'extrême Indien court vers la folie. Je le sais pour avoir croisé quelques Apaches dans les hôpitaux psychiatriques.

Ma voie était quelque part entre ces deux hommes, ces pôles contraires de mon enfance. Vaste espace où j'avançais égaré. »[35]

C'est cet *égarement* que Freud explore dans son texte, cet *égarement* qui fonde notre *hésitation*, et dont la conjonction fait *malaise*.

Freud ne déroge pas à l'usage, il met à l'épreuve ses travaux antérieurs et ses avancées pour rendre compte de ce *malaise*, et ne pas pour autant en rajouter, prenant le risque de s'appuyer sur ce qu'il a déjà élaboré.

Il y va, dans ce *malaise* qu'il éprouve et partage, de la crédibilité de ses travaux à ses propres yeux !

Ce qui conduit Freud à cette « hypothèse provisoire », suivie elle-même d'une autre « hypothèse » :

1°) « L'effet de renoncement pulsionnel sur la conscience morale se produit alors de façon telle que toute part d'agression que nous nous abstenons de satisfaire est reprise par le sur-moi et accroît l'agression de ce dernier (contre le moi).

---

[35] Gérard Garouste, avec Judith Perrignon, *L'intranquille, Autoportrait d'un fils, d'un peintre, d'un fou*, Éditions L'Iconoclaste, Paris, 2009, p.127.

2°) « hypothèse d'une autre dérivation » : l'inversion de la situation éducative : « si j'étais l'enfant et toi le père, je te traiterais mal. », car « l'agression vindicative de l'enfant sera en même temps déterminée par le degré d'agression punitive qu'il attend du père. »

Pour en conclure que « dans la formation du sur-moi et l'apparition de la conscience morale, agissent conjointement des facteurs constitutionnels congénitaux et des influences du milieu, de l'environnement réel, et *cela n'est en rien déconcertant, mais bien la condition étiologique générale de tous les processus de cette sorte.* »[36]

Ah ! La sérénité crispée !

Chaque moment du poème de René Char, publié en pleine guerre froide, moins de six ans après les désastres atomiques d'Hiroshima et de Nagasaki, au moment de la guerre de Corée, de celle d'Indochine pour les forces françaises… « Français, vous avez la mémoire courte ! » avait proféré Pétain d'une voix sereine… donc rassurante.

Alors René Char :

« La faune cadavérique. Elle est présente partout aujourd'hui,
même dans les linges de l'enfant nouveau-né »

« Aucun oiseau n'a le cœur de chanter dans un buisson de questions. »[37]

---

[36] Ces dernières citations que je fais de Freud, *Le malaise dans la culture*, p.72 puis 73, et p.316 puis 317 du volume XVIII des Œuvres Complètes aux PUF, ref. 488-489 de la pagination du texte allemand.
[37] p. 629, pour ces deux citations.

Alors ne nous posons pas de questions, et surtout pas celle-ci :

Comment nous ressaisir ?

Question qui contiendrait ce postulat que nous nous serions un jour saisis.

Or, et c'est bien ici la problématique du traumatisme : nous avons été saisis, pétrifiés, non pas cueillis, mais arrachés de la branche depuis laquelle nous fermions les yeux. Nous avons été saisis, parce que nous ne nous saisissions pas dans notre totalité, celle où le monstre fait sieste avec notre ronronnement qui n'est qu'un temps de latence, et que nous aurions désigné du doux mot de *sérénité.*

La langue des médias prolonge cette passivité, et nous assistons au ballet de ceux qui pensent, les philosophes bien agrégés, c'est-à-dire préalablement sélectionnés, les psys de tout poil que certifient leurs publications d'après-cures, sociologues, anthropologues, et bien entendu sophrologues ! sans oublier les référents du religieux.

Chacun y va d'un commentaire, pour éviter de paraître un « comment taire » qu'ils nous laissent via la saturation par le discours d'un possible de questionnement solitaire.

L'effet ?

Nous gaver de spéculations instruites, c'est nous coller la face contre *le mur de la sérénité subie.*

Ce qui est passé sous silence, c'est bien l'effet, alors que le but avoué, de tous ces propos – souvent avec professionnalisme et sincérité – serait de nous informer, nous envahir non-stop, nous donner à réfléchir, mais à *le faire à partir de l'autre, tant il est délicat et pourtant urgent de le faire à partir de soi.*

Ce *faire à partir de l'autre* requiert que nous précisions le malaise venu d'une confusion sur l'altérité :

- l'autre qui me rassure et m'inquiète relevait jusqu'à récemment d'une altérité concrète, d'une proximité identifiable, attractive et / ou répulsive certes, mais représentable dans ses contours.
- aujourd'hui s'ajoute à ce type d'autre, *un autre d'un autre ordre*, concrétude artificielle fabriquée par modélisations numériques, et œuvrant comme une énergie élaborée depuis des *data*[38]. On prend « le risque d'enfermer les gens dans une bulle d'usage et d'opinion » [39].
- même si nous devons reconnaître que toute culture produit un tel effet, ce qui fait malaise dans la représentation commune que nous avons des algorithmes, c'est le sentiment – loin d'être futile ou faux – que « la *structuration* mathématise la donnée, structure sa description quantitative et qualitative, tandis la *labellisation* lui annote les valeurs de chaque champ de la structure. »[40]

Seul l'artiste, le poète, nous offre à ouvrir notre chemin tandis que d'autres nous proposent des boulevards bien fléchés, dans une sorte de guidage qui ne produit que *le douillet*, simulacre de la sérénité : « *le bannissement platonicien des poètes continue d'être de mise dès que se trouverait inquiétée la tenue intrinsèque de chaque savoir,*

---

[38] "*La data est l'ensemble des informations qui décrivent quantitativement ou qualitativement une entité, un individu, une situation, un phénomène ou encore une personne morale.*" Aurélie Jean, *Les algorithmes font-ils la loi* ? Éditions de l'Observatoire, octobre 2021, p.39.

[39] *Ibid.* p.34

[40] *Ibid.* p 35

et la chose devient plus nette encore lorsque des institutions, des traditions y veillent[41] ».

« Ce qui est passé sous silence n'en existe pas moins. Dualisme vigoureux. Sincérité du masque. Sa rougeur : Mansuétude pour les Parques.

L'essentiel est sans cesse menacé par l'insignifiant. Cycle bas. »[42]

La sérénité venue de son propre sens est à l'opposé de la sérénité crispée du moi conscient. Elle se confronte en permanence à l'indésirable, elle ne l'escamote pas par des artifices, elle ne tourne pas la page en pariant sur l'oubli.

Bien évidemment nous ne désirons pas, pas plus pour nous que pour les autres, ces arrêts de vie infligés par les bombes et les Kalachnikov !

« Quand je pense à ce qui est indésirable, ce sont des scènes concrètes qui viennent. Comme si une scène concrète était la plus petite fraction nécessaire à la pertinence d'une représentation indésirable. Une « représentation indésirable », c'est, pour le dire en termes vagues, qu'une chose arrive dont on ne voulait pas, qui s'impose à l'esprit jusqu'à le diriger là où il s'était construit pour que cela, précisément cela, n'ait pas lieu. »[43]

---

[41] Guy Le Gaufey, *L'effet de sens, Éléments de sémiotique lacanienne*, p.6, Epel éditions, 2018.
[42] René Char, p.629.
[43] Michel Gribinski, *Les scènes indésirables*, Éditions de l'Olivier, 2009, *Avant-propos*, p.9.

La *béatification profane*[44], qui a fait procession dans le prolongement du massacre des *Charlie*, a témoigné, par la voie du collectif, de cette nécessité de renoncer à la passivité sereine pour s'aventurer vers *l'impératif de la sérénité crispée* : la sérénité crispée, ce n'est pas la crispation du désir ou un simple refus.

À condition qu'au moment où la procession se disperse, la sérénité intérieure n'en vienne pas à se dissoudre.

Par-delà l'attentat, les postures poussant à la dissolution de soi dans l'unanimisme vécu en foule ont une *vertu hypnotique* qui protège de la descente vers l'ombre de la psyché individuelle.

Vertu hypnotique qui fera effet de masse lors de la pandémie du Covid.[45]

Me traverse au moment où j'écris, cette pensée dont j'admets péniblement qu'elle m'habite : je pense à la *Nuit de Cristal*, lorsque la foule germanique se déchaine contre la communauté juive sous la poussée du nazisme déferlant.[46]

---

[44] *La béatification profane*, c'est le titre d'une conférence que j'ai prononcée le 21 Novembre 2016 à la Société Psychologique de Bâle (*Psychologische Gesellschaft Basel*) : *Charlie, eine profane Seligsprechung.*

[45] Colette Soler, *Ecrit sous Covid, la psychanalyse questionnée*, Éditions du Champ Lacanien, mai 2021

[46] "*Ce ne fut pas non plus un hasard incompréhensible si le rêve d'une domination germanique appela comme son complément l'antisémitisme, et il est concevable, on le reconnaît, que la tentative d'édifier en Russie une nouvelle culture communiste trouve son support psychologique dans la persécution des bourgeois. On se demande seulement avec inquiétude ce que les Soviets entreprendront une fois qu'ils auront exterminé leurs bourgeois.*" Freud, *Le malaise dans la culture*, p.57 et p.301 du volume XVIII des Œuvres Complètes aux PUF, ref. 474 de la pagination du texte allemand

L'ombre de la procession silencieuse, c'est pourtant cette nuit d'horreur, la prière de paix pour exorciser le démoniaque sur-violent qui habite chacun de nous.

Mais ce lien souterrain, le 11 janvier 2015, je ne suis pas en mesure de lui donner forme.

Alors le « contre » est, ce soir-là, une simple revendication d'existence, celle aujourd'hui du public du Bataclan, celle des rires en terrasse que les langues de feu vont transformer en gisants et en larmes.

C'est diablement difficile de faire de sa sérénité autre chose qu'une tenue de soirée, et d'accéder au numineux de la sérénité crispée, cette posture individuée plus qu'individuelle, qui accueille à la fois notre pouvoir et notre impouvoir sur les bruits de fond du monde, ce monde aujourd'hui mondialisé, mais aussi l'infinie galaxie de notre psyché.

Plus j'adviens à la conscience, plus je découvre l'immensité de mes parts d'ombre.

Freud n'exprime rien d'autre lorsqu'il énonce :

« *un besoin pulsionnel a acquis la force d'imposer sa satisfaction contre la conscience morale, malgré tout limitée dans sa force, et avec l'affaiblissement naturel du besoin, entrainé par sa satisfaction, le rapport de forces antérieur est réinstauré.* »[47]

Ce qui surprend chez Freud dans ce texte, et de façon plus générale dans ses travaux, c'est l'absence de

[47] Freud, *Le malaise dans la culture*, p.75 et p.319 du volume XVIII des Œuvres Complètes aux PUF, ref. 491 de la pagination du texte allemand.

condamnation : il ne condamne pas le mal, il l'accueille comme un fait. [48]

N'est-ce pas souvent la difficulté à juger, à prendre parti, à exercer la partition, la *Urteilskraft*, la faculté de juger que nommera Kant, qui fait *malaise dans le moment où la violence se contient* ?

Freud pose de ce fait la question dans son seul sens possible, en une mise en impasse douloureuse :

« *De quels moyens la culture se sert-elle pour inhiber, rendre inoffensive, peut-être mettre hors circuit, l'agression qui s'oppose à elle ?* »[49]

Ce pas de la réponse, Freud ne le franchit pas, il le laisse au poète :

« Criminels sont ceux qui arrêtent le temps dans l'homme pour l'hypnotiser et perforer son âme »,

nous rappelle René Char.[50]

Nous avons à nous interroger sur cette part criminelle en nous, si est qualifié de criminel qui « arrête le temps dans l'homme pour l'hypnotiser et perforer son âme ».

Nous, occidentaux, héritiers de peuples colonisateurs, mêlés aujourd'hui en une même société des héritiers de

---

[48] « *Les communistes croient avoir trouvé la voie pour délivrer du mal. L'homme est bon en dehors de toute équivoque, bien intentionné envers son prochain, mais l'institution de la propriété privée a corrompu sa nature (...) je suis en mesure de reconnaître en son présupposé psychologique une illusion sans consistance.* » Freud, *Le malaise dans la culture*, p.55 et p.299 du volume XVIII des Œuvres Complètes aux PUF, ref. 472 de la pagination du texte allemand.

[49] Freud, *Le malaise dans la culture*, p.66, et p.310 du volume XVIII des Œuvres Complètes aux PUF, ref. 482 de la pagination du texte allemand.

[50] René Char, p.642.

ceux que nos nations colonisèrent, n'avons-nous pas cru arrêter le temps par la voie de la décolonisation ?

Nous avons inventé une Europe de paix depuis les effroyables massacres des folies nazies et staliniennes, nous sommes drapés d'un étendard d'union qui nous est vite apparu comme le symbole d'une sérénité retrouvée, ou *enfin* trouvée.

Enfin ! Ce mot, « enfin ! » qui prétendrait que ça y est, nous sommes en paix. Nous avons confondu paix apparente et paix intérieure, et nous sommes à notre tour hypnotisés de cette belle déesse[51] qui perfore aujourd'hui nos âmes.

Si nous prenons conscience que chacun de nous est d'abord criminel envers lui, et qu'il est toujours tenté de reporter cette criminalité sur les ouragans collectifs, alors notre sérénité se doit, en un sursaut de conscience, d'en accueillir la dimension crispée.

> *« Est-ce que, cette fois, des millions de souffre-douleur persécutés par leurs bourreaux, se lèvera, guerrier inapte et*

---

[51] « Mais commençons par nous remémorer la version la plus commune de cette vieille légende. Selon la mythologie grecque, une jeune Phénicienne nommée « Europe » attira un jour l'intérêt de Zeus, chef de l'Olympe. Dès la vue d'Europe, Zeus se serait épris de sa beauté et de sa grâce, et aurait immédiatement mis en œuvre un plan très habile. Pour éviter de déclencher la haine de sa jalouse femme Héra et pouvoir frayer son chemin jusqu'à la jeune fille, Zeus décida de se métamorphoser en un ravissant taureau blanc. Alors que la jeune fille cueillait des fleurs, elle aperçut le taureau et, fascinée par ses flancs charmants et son tendre comportement, le caressa avant de monter sur son dos. Zeus saisit cette opportunité pour enlever Europe et nager jusqu'en Crète, où il lui révéla sa véritable identité avant de la violer, celle-ci tombant enceinte. Europe mit ainsi au monde Minos, qui allait devenir roi de Crète. » (repris d'un site internet, en cliquant *europa déesse*).

volonté multiple, l'exterminateur de ces bourreaux ? Oui, car il n'y a pas de supremum vale*»*[52]

Cet *adieu à toute borne* est une question fondamentale à mettre en débat dans ce Colloque de la Société Française de Sophrologie.

Ce qui advient à l'Europe aujourd'hui, c'est de se trouver payer l'horrible dette de son pillage du monde. La destruction réelle et symbolique de Palmyre n'est autre que la destruction de l'historicité. C'est le Reich de Mille Ans qui émerge depuis l'autre rive.

Et l'ombre de la sérénité, c'est l'atermoiement de la sérénité, là crispée sur elle-même.

« Réclamons venue civilisation serpentaire[53]. Très urgent »[54]

Cette « civilisation serpentaire » serait-elle celle où le guerrier inapte fait conjonction avec la volonté multiple, ce que Camus requiert de *l'homme révolté* ?

Celle où le moi conscient fait droit à la psyché collective, celle qui se fait conjonction du conscient collectif et de l'inconscient le plus collectif, le plus archétypal : celui de nos racines premières, dont la *Théogonie* d'Hésiode[55] nous donne un aperçu terrifiant ?

---

[52] qui désigne l'adieu à toute borne, tant inférieure que supérieure. René Char p. 642.

[53] Il est toutefois dans *l'Ancien Testament* de la Bible une parabole qui interpelle l'image populaire de la rigidité, ce qui est dur, comme image de la force : ce n'est pas le serpent qui se change en bâton, mais le bâton qui se change en serpent.
Exode 7.1-13. Dans cette parabole, ni le bâton ni le serpent ne sont essentiels, seul compte *le pouvoir de la transformation.*

[54] p.635

[55] Hésiode, *Théogonie, Les Travaux et les Jours, Le Bouclier*, Éditions Les Belles Lettres, Paris, 2002

Notre sérénité ne se décrispera pas en exterminant les bourreaux si cette campagne d'extermination se replie sur une sérénité d'illusion.

Dans l'ambition à faire, par la réflexion décisionnelle, une part essentielle à la prétention de la conscience, nous rencontrons une dépendance idéologique de systèmes de représentation faisant du savoir constitué un organisateur de l'action.

La place de l'irrationnel, tant individuel que collectif, est justement l'objet et l'enjeu d'une dynamique de contestation-réduction.

Examinons, à travers un texte historiquement daté, comment œuvre la dépendance à l'intérieur même d'un discours qui prétendrait s'en affranchir :

« Le moyen dont la nature se sert pour mener à bien le développement de toutes ses dispositions est leur antagonisme au sein de la Société, pour autant que celui-ci est cependant en fin de compte la cause d'une ordonnance régulière de cette Société ».[56]

Kant entend antagonisme l'insociable sociabilité des hommes, c'est-à-dire leur inclination à entrer en société, inclination qui est cependant doublée d'une répulsion générale à le faire, menaçant constamment de désagréger cette société. L'homme a un penchant à s'associer, car dans un tel état, il se sent plus qu'homme par le développement de ses dispositions naturelles.

Kant précise que l'homme manifeste aussi une grande propension à se détacher (s'isoler), car il trouve en même temps en lui le caractère d'insociabilité qui le pousse à

---

[56] E. Kant, *Idée d'une histoire universelle au point de vue cosmopolitique,* Quatrième proposition *Philosophie de l'histoire*, Médiations, 1965, p.31-32

vouloir tout diriger dans son sens ; et, de ce fait, il s'attend à rencontrer des résistances de tous côtés, de même qu'il se sait par lui-même enclin à résister aux autres, ajoutant : « *C'est cette résistance qui éveille toutes les forces de l'homme, le porte à surmonter son inclination à la paresse, et, sous l'impulsion de l'ambition, de l'instinct de domination ou de cupidité, à se frayer une place parmi ses compagnons qu'il supporte de mauvais gré, mais dont il ne peut se passer.* »[57]

Ainsi, l'homme a alors parcouru les premiers pas qui de la grossièreté le mènent à la culture dont le fondement véritable est la valeur sociale de l'homme : « *C'est alors que se développent peu à peu tous les talents, que se forme le goût, et que même, cette évolution vers la clarté se poursuivant, commence à se fonder une forme de pensée qui peut avec le temps transformer la grossière disposition naturelle au discernement moral en principes pratiques déterminés.* »

Kant considère que « *par cette voie, un accord pathologiquement extorqué en vue de l'établissement d'une société, peut se convertir en un tout moral* ».[58]

Ce que nous retiendrons dans la perspective de notre question, c'est la position de *l'inclination à la paresse*.

En effet, si l'homme a un penchant à s'associer, est-il écrit, c'est que dans un tel état il se sent plus qu'homme par le développement de ses dispositions naturelles. Or que sont ces dispositions qui motivent en quelque sorte ce penchant ? Les forces de l'homme ne sont pas encore éveillées, elles ne le seront que par la médiation de l'association qui déclenchera en l'homme des résistances : il ne s'agit donc ici ni de l'ambition, ni de l'instinct de domination ou de cupidité.

---

[57] *Ibid.*
[58] *Ibid.*

Seule *l'inclination à la paresse* paraît pour Kant conduire l'homme à la nécessité de s'associer. Pour Camus, ce sera la *révolte*.

Mais pour l'un et l'autre, l'état social est ici le seul moyen de pouvoir *se confronter à la question de la réalisation de soi.*

La solitude ne favorise pas la paresse, le mythe de Robinson en témoigne, et nul n'est dupe de ses vertus éducatives dans la perspective de l'intégration sociale.

La solitude ne favorise pas non plus la révolte, et les formes modernes de l'isolement, du confinement, en témoignent.

Se comprend mieux dès lors que l'homme s'attende à rencontrer des résistances de tous côtés :

- je ne peux me réaliser comme être paresseux que par le travail de l'autre, de l'autre qui procède de la même inclination !
- je peux pousser ma paresse éthique et psychique jusqu'à tirer profit de la révolte de ceux qui s'exposent à être fusillés.
- ce jeu des résistances vient constituer le premier travail, l'éveil des forces : l'intégration sociale est toute entière négative.

L'ordonnance régulière est le fruit d'un antagonisme de base. Le plus étonnant, et le texte n'en rend pas compte, est donc que la société ait fini par être !

Le problème est escamoté par la présentation d'une triple dimension culturelle comme un donné naturel de l'homme dont la société seule permet l'épanouissement : l'ambition est livrée comme une impulsion, venant du plus profond de l'homme ; la domination et la cupidité comme des instincts.

De quoi légitimer toutes les bourgeoisies, de quoi se permettre d'affirmer que la classe bourgeoise est le lieu idéal de la réalisation et de l'épanouissement de la nature humaine. Si l'on ajoute à cela une prétention au libéralisme, on est conduit à dire que le type de société idéal est celui qui permet la réalisation de ces trois points, et par là affranchit de la dépendance.

Si nous avons mentionné ce texte, c'est qu'il doit nous conduire à la plus grande prudence quant à la figuration que nous nous faisons de la finalité de l'homme. Ce texte est historiquement daté : 1784. Il justifie la bourgeoisie montante et fait des principes de sa conduite aujourd'hui encore opérants des dispositions de la nature que la société a pour tâche de développer.

Nous découvrons s'il en est encore besoin, non seulement le danger éventuel des reconstructions conceptuelles, mais leur fonction d'assignation à dépendance. Elles n'ont en tout cas rien d'imaginaire. Elles assurent une fonction dont la vérité ne se fait jour que dans une récurrence historique.

Ce savoir nouveau de notre époque sur les fonctions du discours, fut-il philosophique, puisque ce texte est de Kant[59], a engendré en réaction une position tout aussi vulnérable.

Nous avons renoncé à donner à l'homme un sens sur l'argument que ce sens ne serait pas vrai, ne refléterait qu'une idéologie qu'en ne l'avouant pas nous sommes encore bien plus certains de conserver.

C'est Maurice Blanchot qui illustre paradoxalement que *même la destruction n'est pas assurée* :

---

[59] Kant, *Idée d'une histoire universelle au point de vue cosmopolitique*, quatrième proposition, publié dans *La philosophie de l'histoire*, p. 31, Médiations, Gonthier, 1964

« L'apocalypse déçoit. Le pouvoir de détruire dont la science nous a investis est encore très faible. Nous pourrions, à la rigueur, anéantir la vie terrestre, nous ne pouvons rien sur l'univers. Que cette débilité nous rende patients »,

ajoutant :

« L'entendement nous a placés auprès d'un horizon mortel qui est celui de la compréhension, et par là, il nous aide à concevoir à quoi nous sommes exposés : non pas à mourir universellement, mais à éluder le savoir de cette mort universelle pour échouer dans la platitude d'une fin dénuée d'importance. L'entendement nous laisse choisir. »[60]

C'est ce que touche le texte de Freud, *Malaise dans la culture*, en un torrent ininterrompu de questionnements : la moindre esquisse de réponse débouche sur un précipité de questions.

Liriope, mère de Narcisse a demandé au devin Tirésias « s'il verrait sa vie se prolonger dans une vieillesse avancée ; le devin, interprète de la destinée, répondit : « S'il ne se connaît pas ! »[61].

Laisserons-nous le dernier mot au poème ?

« Il fallait boire, Narcisse, et ne pas te mirer. Tu risquais
davantage : je serais resté beau ! *»*[62]

---

[60] Maurice Blanchot, *L'amitié*, p.125 Gallimard, 1971, chapitre XI *L'apocalypse déçoit.*

[61] Ovide, *Les métamorphoses*, livre III, vers 350, Éditions Les Belles Lettres I-V, p. 80.

[62] p.629.

La tentation est grande en effet, mais comment Narcisse eut-il pu boire et ne pas se mirer ?

Cela eut exigé qu'il renonce au regard, et renonce à saisir en soi la « poussée d'exister »[63], lui, Narcisse, pour qui le malaise est à la fois l'autre et l'absence d'autre. Ce que la nymphe Echo lui renvoie en ne lui relançant que le dernier mot de la question : « est-il près de moi *quelqu'un*, lance Narcisse ? », et la réponse de la nymphe est : « *quelqu'un* ! [64]»

Cette « poussée d'exister » Jean-Luc Nancy l'examine dans son récent superbe texte, *Cruor*, qu'il conclut par ces mots :

« *En tant qu'animal parlant, l'individu manifeste comme telle cette conjonction exorbitante de la séparation et de la liaison. Au cœur et au creux du langage, il y a cette insignifiance de notre commune condition.* »[65]

---

[63] se référer au très beau texte de Jean-Luc Nancy, *Cruor*, Éditions Galilée, octobre 2021, p. 49.

[64] cela sur la base du texte original en latin, et non sur la base de la traduction : vers 380, p.81 : "Ecquis adest ?" et "adest" responderat Echo.

[65] *Cruor*, p. 129.

CORPS ET SANTÉ MENTALE

Docteur Jean-Pierre CAPITAIN

La souffrance psychique et la santé mentale symbolisent les bouleversements qu'a connu la psychiatrie depuis les années 1970. En même temps sont apparues de nouvelles souffrances et donc de nouvelles demandes qui prennent sens dans les pathologies de la « modernité ».

Nous n'aborderons ici que la plainte corporelle et ses fondements psycho-pathologiques dans le cadre de l'unité somato-psychique.

I - Souffrance psychique et santé mentale

Alain ERHENBERG, sociologue et auteur de « *La fatigue d'être soi* » que l'on pourrait qualifier utilement de la fatigue de ne pas être soi (!) indique dans un article de la revue « Esprit » en 2005 : *La souffrance et la santé mentale symbolisent les bouleversements qu'a connu la psychiatrie depuis les années 1970.*

Il précise dans cet article :

- La santé mentale a un périmètre d'action très élargie
- Les problèmes traités sont hétérogènes
- Nouveaux acteurs
- Aspect économique, social, politique, culturel inédit
- Nouvelles espèces morbides dans les sociétés libérales :

- Dépressions
- Stress post traumatique
- TOC
- Attaques de panique
- Addictions investissant des objets les plus divers : héroïne, ecstasy, cannabis, alcool, nourriture, jeu, sexe, consommation de médicaments, anxiété généralisée, impulsions suicidaires et violentes (automutilations) notamment chez les jeunes, syndrome de la fatigue chronique, « pathologies de l'exclusion », souffrances « psychosociales », conduites à risque, psychopathies...

Tous ces éléments ont une réponse dans la santé mentale. Il ajoute que ces concepts de santé mentale et de souffrance psychique et de santé mentale correspondent à « un état d'esprit ».

Il décrit 3 critères dans cette nouvelle forme sociale :

- Critère de valeur : l'atteinte psychique est aujourd'hui considérée comme un mal au moins aussi grave que l'atteinte corporelle et, souvent plus insidieux.
- Critère d'étendue : l'atteinte psychique concerne chaque institution (école, famille, entreprise ou justice) et mobilise les acteurs les plus hétérogènes : cliniciens en tout genre, médecins et non médecins, travailleurs sociaux, éducateurs, direction des ressources humaines, nouveaux mouvements religieux, l'église elle-même où se développerait une spiritualité de performance sur le déclin des notions de pêché et de culpabilité, etc.
- Critère de description et de justification de l'action : non seulement aucune maladie, mais encore aucune

situation sociale « à problèmes » comme la délinquance adolescente, le chômage, l'attribution du RSA, la relation entre les employés et clients ou usagers… ne doit aujourd'hui être abordée sans prendre en considération la souffrance psychique et sans visée de restauration de la santé mentale.

Il en arrive aux troubles de masse de la subjectivité individuelle par rapport à un idéal d'autonomie (capacité à décider et à agir par soi-même).

Sur un plan sociologique, on pourrait dire que la norme sociale pousse à acquérir une discipline de l'autonomie (y compris dans les emplois ouvriers et employés). L'obéissance mécanique (les « corps dociles » décrits par FOUCAULT) n'a évidemment pas disparu, mais elle a été englobée dans l'initiative. Autrement dit, ce qu'on appelle l'individualisme aujourd'hui concerne des changements dans nos manières d'agir et de justifier de nos actions. L'élargissement des frontières de soi s'est accompagné de l'augmentation parallèle de la responsabilité et de l'insécurité personnelle.

II - La santé mentale, l'affaire de tous

Ce chapitre reprend le rapport présidé par Madame Viviane KOVESS MASFETY de 2009 : « La santé mentale, l'affaire de tous. Pour une approche cohérente de la qualité de la vie ».

Dans ce rapport complexe, il est démontré que la santé mentale est une condition de la qualité de la vie mais c'est une notion complexe et difficile à appréhender.

Pas plus que la santé physique, la santé mentale ne se limite pas à l'absence de maladie.

La psychiatrie traditionnelle s'occupait surtout des pathologies mentales. Actuellement 3 dimensions de la santé mentale sont communément distinguées :

- les troubles mentaux,
- la détresse psychologique,
- et la santé mentale positive.

Les troubles mentaux sont le plus souvent référés à une dimension catégorielle, celle des classifications diagnostiques avec des critères et à des actions thérapeutiques ciblées dont les différentes versions de la classification américaine (DSM V actuellement) sont les représentants.

Parmi eux on peut citer les troubles psychotiques avec les schizophrénies, les psychoses maniaco-dépressives, les délires chroniques, les troubles dépressifs caractérisés, les troubles anxieux, les troubles de l'usage des produits toxiques et les troubles de la personnalité.

À noter avec les troubles de la personnalité l'apparition d'une approche dimensionnelle avec un continuum avec des traits disons habituels de personnalité. Ce n'est que lorsque ces traits sont rigides, inadaptés, persistants et qu'ils sont responsables d'une altération du fonctionnement ou d'une souffrance subjective qu'ils constituent un trouble de personnalité.

La détresse psychologique ou souffrance psychique qui est un état de mal-être pas forcément révélateur d'une pathologie ou d'un trouble mental. Elle indique la présence de symptômes anxieux, dépressifs ou « somatoformes », peu intenses ou passagers, ne correspondant pas à des critères diagnostiques, qui peuvent être réactionnels à des situations éprouvantes et à des difficultés existentielles.

C’est la mesure du degré d’intensité de la souffrance psychique, sa permanence et sa durée, ainsi que ses conséquences qui peuvent conduire à la nécessité d’une prise en charge sanitaire.

Depuis les années 1990 il y a un intérêt croissant pour la déclinaison des formes du mal être, symptômes de dépression ou d’anxiété, stress, troubles psychosomatiques, sentiment de culpabilité, épuisement professionnel.

Les formes de mal-être étaient déjà connues depuis longtemps mais elles sont de plus en plus associées à l’évolution des modes de vie, des structures sociales et des institutions et elles en revêtent une signification nouvelle

- soit par augmentation des facteurs d’agression (au travail, à l’école),
- soit que la souffrance psychique soit désignée comme d’origine sociale (comme une souffrance de « conditions » liées à la précarité et à l’exclusion).

Peut-être peut-on y associer la dimension du genre, des minorités… mais cela nous entraînerait trop loin et s’écarte de notre propos. Le lieu commun des « pathologies de la modernité » fait converger un ensemble de notions comme la souffrance au travail, la souffrance psychosociale ou les risques psychosociaux.

<u>La santé mentale positive</u> fait référence soit à un état de bien-être, un sentiment de bonheur et/ou de réalisation de soi, soit à des caractéristiques de la personnalité (résilience, optimisme, capacité de faire face aux difficultés, impression de maîtriser sa vie, estime de soi. C’est un état positif d’équilibre et d’harmonie entre les structures de l’individu et celles du milieu auquel il doit s’adapter. C’est la part de « santé » dans la santé mentale, qui ne se définit

pas seulement par l'absence de troubles mais comme une capacité dynamique, voire comme « un effort permanent », une perpétuelle conquête de l'autonomie. Cette double inscription sociale et psychologique de la souffrance nourrit la controverse sur la « psychologisation de la société » ou la « médicalisation du social ».

En reprenant ERHENBERG on retrouve le langage de la vulnérabilité individuelle de masse qui permet de nommer les nouvelles tensions au sein des trajectoires de vie marquées à la fois par la responsabilité et l'insécurité personnelle.

La sophrologie peut donc s'inscrire dans le champ de la santé mentale où elle a une place spécifique de nature à répondre pour ce qui la concerne à la souffrance psychique.

III - Malaise dans la psychopathologie

1 – Généralités

La psychopathologie est la science du sujet psychique en souffrance, « psyché et pathos » : la qualité psychique de l'homme et ses souffrances (dans la vie quotidienne et les variations du banal ou dans les grandes entités morbides plus ou moins fixées à travers les âges de la vie) en sont les formants et la matière principale.

La perspective psychologique a ainsi charge de donner une « intelligence » au psychisme qui dépasse la seule catégorisation nosographique (tout en la définissant et en l'éclairant) mais saisit plus fondamentalement, en normal et pathologique, l'empan psychique de l'humain dans son développement, les productions et créations, dans la spécificité de sa pensée, de ses conduites et de ses relations, et dans les fixations symptomatiques, voire syndromiques et morbides à travers les grands tableaux psychiatriques et les différents âges de la vie. Ce faisant, elle est une intelligence de l'homme qui transcende la psychiatrie, la psychologie, la phénoménologie ou la santé mentale pour donner corps à une authentique pensée clinique, elle est peut-être plus épurée : la « pensée clinique », Fabien JOLY.

Le malaise dans la psychopathologie semble correspondre à une crise du sens en relation avec le déclin du modèle dominant représenté par la psychanalyse (y compris l'excès de sens).

Certes de nouvelles théories sont apparues ainsi que de nouvelles demandes. Les tensions et les luttes pour l'hégémonie sont présentes depuis l'émergence des neurosciences (après la psychiatrie biologique) et celle de la psychologie cognitive.

L'assimilation psychiatrie et psychopathologie est dépassée et quand on parle de psychopathologie, la référence à la psychanalyse reste prédominante.

Il y aurait en fait des psychopathologies qui soutiennent de nouvelles pratiques et qui permettent de les penser (« Polythéisme des valeurs », Max WEBER – Il n'y a pas de sujet dominant).

Les champs respectifs des principales disciplines se sont modifiés (neurologie, psychologie, psychiatrie, médecine…). Des questions sur leur spécificité et donc sur leur identité se posent.

Les systèmes eux-mêmes évoluent et font repenser les notions de progrès et de modernité.

2 - Place du corps

La place du corps en psychiatrie et en santé mentale est toujours difficile à appréhender :

- En relation avec la médecine ou à la limite de la médecine en sachant que la psychiatrie est une discipline médicale,
- À la limite de la pensée : roc du biologique
- Clivage corps-esprit
- Référence à des modèles différents dont beaucoup ont été développés par la psychanalyse
- Alternative aux médicaments et complémentarité
- Engagement du corps dans la relation. Pas de corps sans parole
- Ce n'est pas seulement l'absence de trouble somatique objectivable

3 – Expression de la plainte en psychiatrie

La souffrance s'exprime par la douleur morale (dépression), la peur ou le désarroi (anxiété, angoisse, stress), le corps (mais de quel corps parle-t-on ?), le délire, les passages à l'acte (l'agressivité, les addictions…).

Le corps est concerné dans toutes ces formes de plainte et dans tous les troubles psychiatriques. Les plaintes le concernant sont souvent retrouvées en médecine générale.

IV – Des troubles somatoformes aux troubles à symptomatologie somatique et apparentés

Sous ce titre je vous propose de passer en revue les principaux troubles à masque corporel qui peuvent correspondre à une souffrance psychique et qui sont alors adressés au psychiatre ou psychologue (psychiatrie de liaison...).

Il s'agit de dépasser la réflexion usuelle qui est insuffisante : « c'est psychosomatique » !

Ces troubles sont connus depuis longtemps en médecine. C'est un motif de consultation très fréquent en médecine générale et aucune anomalie lésionnelle n'est retrouvée. On parle parfois de syndrome somatique fonctionnel ou de symptômes médicalement inexpliqués en l'état actuel…

Ces troubles « somatoformes » s'accompagnent d'une souffrance psychique plus ou moins importante, d'une réaction paradoxale (cf. la belle indifférence), d'un type de pensée (alexithymie après la pensée opératoire).

Il n'y a pas d'autre trouble mental caractérisé.

La psychiatrie est une discipline médicale, or le psychiatre fait rarement des examens physiques ! Il a donc essentiellement un discours sur le corps qui peut questionner sur le rapport au corps du psychiatre ! Il va utiliser quelques techniques usuelles et il devra « s'accommoder de l'autre réflexion : « je ne suis quand même pas fou » !

Nous nous centrerons sur certains symptômes de ce chapitre mais le corps est encore en jeu dans la crainte d'une dysmorphie corporelle, dans la souffrance de genre et dans les troubles dissociatifs… avec des bases psychopathologiques différentes.

1- Trouble à symptomatologie somatique (anciennement trouble somatisation DSM IV TR)

Trouble polysymptomatique survenant avant l'âge de 30 ans, persistant plusieurs années et caractérisé par l'association de douleurs, de symptômes gastro-intestinaux, sexuels et pseudo-neurologiques.

Il semble correspondre au syndrome de BRIQUET (hystérie) repris par l'école de St Louis aux États-Unis.

2- Algies psychogènes – Trouble à symptomatologie somatique avec douleur prédominante

La présence d'un diagnostic médical n'exclut pas la possibilité d'un trouble mental comorbide incluant les troubles à symptomatologie somatique et apparentés.

Des facteurs associés :

- Vulnérabilité génétique et biologique comme par exemple l'augmentation de la sensibilité à la douleur
- Des expériences traumatiques précoces : violence, abus, privation
- Des facteurs d'apprentissage (par exemple attention d'autrui induite par la maladie, absence de renforcement des expressions non somatiques de la détresse)
- Normes culturelles et sociales visant à dévaluer et à stigmatiser la souffrance psychologique comparativement à la souffrance physique
- Trouble douloureux associé à des facteurs psychologiques
- Trouble douloureux associé à la fois à des facteurs psychologiques et à une affection médicale générale
- Trouble douloureux associé à une affection médicale générale (ou localisation anatomique de la douleur : sciatique, région pelvienne, oreilles, yeux, gorge, dents…)

Aiguë < 6 mois
Chronique > 6 mois

3- Crainte excessive d'avoir une maladie (hypocondrie)

- Préoccupation concernant le fait d'avoir ou de développer une maladie grave.

- Symptômes somatiques sont absents ou d'intensité mineure (présence d'antécédents familiaux). Préoccupation disproportionnée.
- Degré important d'anxiété concernant la santé.
- Comportements excessifs par rapport à sa santé : réassurance, multiplication des examens.
- Complexité de l'hypocondrie et hypocondrisation des symptômes.
- Imaginaire morbide, cloacal. Entrailles.
- Il s'agit d'une interprétation → délire
- Dépersonnalisation.
- Nosophobie, cancérophobie.

Phénoménologie du corps - TATOSSIAN

« *La phénoménologie ne privilégie pas la conscience, comme on le croit souvent mais la subjectivité qui n'est ni la conscience en effet, ni le Moi ni la personne et peut se concevoir sans eux. Elle ne se saurait en revanche se concevoir sans corps, et c'est pourquoi fondamentalement l'être humain et aussi bien l'être animal sont existence incarnée. Mais ce corps n'est pas celui des anatomistes et des physiologistes, c'est le corps vécu ou mieux peut-être le corps vivant donné originel dont le soma comme d'ailleurs la psyché ne sont que des abstractions ou des développements secondaires.* »

Le corps que je suis et qui ne fait qu'un avec moi (Leib) – Corps sujet ou corps propre en français.

Le corps que j'ai et qui m'étant disponible comme instrument et même comme chose n'est justement pas moi dans un certain sens (*Korper*) Corps objet, corps commun (car c'est à ce dernier que se borne et s'étend ce qu'Autrui vit de ma corporéité).

- Le corps objet et ses accentuations :

Déséquilibre entre corps objet et corps sujet → disparition de l'unité somato-psychique.

En cancérologie, l'hypocondrie est une passion de l'avoir, comme la jalousie et la revendication mais exercée sur le corps.

L'hypocondriaque lui aussi présente son corps non comme un outil à réparer mais comme un signe de tout ce qu'il déplore dans le présent et le passé.

- Le corps sujet et ses altérations :

L'hypocondrie se rattache préférentiellement à un corps interne mais on retrouve dans toute la pathologie psychiatrique : hystérie, schizophrénie surtout (altération du corps porteur).

Distinction hypocondrie et mélancolie : « *dans l'hypocondrie délirante mélancolique tout est déjà arrivé et rien d'essentiel ne peut encore survenir, alors qu'ici le caractère de menace et l'angoisse persistent* » (différence entre la structure temporelle des 2 états). « *Le corps vécu est un point de vue essentiel mais non unique sur la pathologie psychique* ».

4- Trouble de conversion (trouble à symptomatologie neurologique fonctionnelle)

Un ou plusieurs symptômes d'altération de la mobilité volontaire ou des fonctions sensorielles.

Pas d'affection médicale ou neurologique reconnue.

Pas explicable par autre trouble médical ou mental.

Le symptôme ou le handicap entraîne une détresse ou une altération clinique significative dans le domaine du fonctionnement social, professionnel ou dans d'autres domaines importants, ou nécessite une évaluation médicale

- Avec faiblesse ou paralysie

- Avec mouvements anormaux (tremblements, mouvements dystoniques, myoclonie, trouble de la marche)
- Avec trouble de la déglutition
- Avec trouble de l'élocution
- Avec attaques ou crises épileptiques
- Avec anesthésie ou perte sensorielle
- Avec symptôme sensoriel spécifique (perturbations visuelles, olfactives ou auditives)
- Avec symptômes associés

Examen particulier et évaluation clinique globale.
Assez souvent stress initial.
La belle indifférence pas spécifique.
Les bénéfices secondaires pas spécifiques.
Fréquence des troubles transitoires, mais on retrouve assez souvent des troubles chroniques.
Rôle de la culture.
Diagnostic différentiel.
Comorbidité.
Hystérie de conversion – Freud
Extension du champ
Signification symbolique

5 – Facteurs psychologiques influençant d'autres affections générales

Présence d'un symptôme ou d'une affection médicale (autre qu'un trouble mental).

Des facteurs psychologiques ou comportementaux influençant négativement l'affection médicale d'une des façons suivantes :

- Relation temporelle
- Interférence avec le traitement (mauvaise observance du traitement)

- Facteurs de risque additionnels pour la santé de l'individu

Ces facteurs influencent les processus physiopathologiques sous-jacents, précipitent ou exacerbent les symptômes ou nécessitent une prise en charge médicale.

Sévérité :

- Léger : augmente le risque médical (observance irrégulière d'un traitement antihypertenseur)
- Moyen : aggrave une affection médicale sous-jacente (petite anxiété aggravant un asthme)
- Grave : entraîne une hospitalisation médicale ou une visite aux urgences (RCH)
- Extrême- risque vital (ignorance d'une atteinte cardiaque)

Psychosomatique
Alexithymie
Pensées opératoires
Rôle de la culture

6- Trouble factice

- Trouble factice auto-induit

Connu des vieux médecins.

Falsification de signes ou de symptômes physiques ou psychologiques, ou induction de blessures ou de maladies associés à une tromperie identifiée.

L'individu se présente aux autres comme malade, invalide ou blessé.

Le comportement de tromperie est évident même en l'absence de bénéfices externes objectivables.

Le comportement n'est pas mieux expliqué par un autre trouble mental tel qu'un trouble délirant ou un autre trouble psychotique.

- Trouble factice imposé à autrui (par procuration)

Le diagnostic s'applique au coupable et non à la victime ! Cette dernière peut recevoir le diagnostic de maltraitance.

- Autre trouble à symptomatologie somatique spécifié dont la grossesse nerveuse

7- Obsession d'une dysmorphie corporelle

Avec le DSM V → troubles obsessionnels compulsifs et apparentés
Dysmorphophobie.
L'obsession dysmorphie musculaire.
Chirurgie esthétique
Apparition vers l'adolescence
Aspect culturel
Risque suicidaire
Diagnostic différentiel :

- Préoccupation normale
- TCA
- Troubles psychotiques
- Comorbidité dépressive
- Insight

V – Modèles explicatifs

Modèles fondés sur la notion de somatisation

Mécanismes multiples pouvant coexister :

1- Somatisation comme mécanisme de défense (classique) : déplacement de la détresse psychologique induite par des conflits ou d'autres facteurs de stress sur un symptôme somatique : atténuation de la détresse psychologique

Théorie freudienne : mécanisme de défense inconscient, conversion hystérique, énergie de conversion pour le symptôme → énergie d'innervation.

Mise en scène du fantasme inconscient, choix de la névrose, nature sexuelle du conflit causal.

2- Rôle majeur à un phénomène d'amplification de sensations somatiques suscitées par un contexte de détresse

Souvent dans les modèles cognitifs

Attention particulière portée aux sensations corporelles, mais aussi une anxiété relative à la santé et aussi à une tendance à rapporter les symptômes somatiques à des causes somatiques plutôt que psychologiques.

3- Utilisation par un patient de ses symptômes somatiques éventuellement très banals dans un contexte de détresse psychique pour rechercher une aide légitime auprès des services de soins.

4- C'est quelque fois l'offre de soins qui peut créer la demande.

Impression pour les patients en situation de détresse que leurs symptômes somatiques seront plus facilement entendus et pris en charge que des symptômes se rapportant davantage à la sphère psychologique.

Type d'organisation des soins.

Modèles cognitifs et comportementaux

Proches de ceux utilisés pour le trouble panique.

Font intervenir plusieurs mécanismes biologiques, émotionnels, cognitifs, comportementaux et sociaux dans l'amplification des sensations corporelles et de leur retentissement.

Attention excessive portée aux sensations corporelles + attribution à ces sensations corporelles d'une sensation menaçante (catastrophique) pour le futur.

Interprétations dysfonctionnelles.

Les mécanismes biologiques : hyperactivité de l'axe hypothalamo-hypophysaire et du système nerveux autonome au stress (liens entre exposition à des hormones infantiles et risque accru de développer un trouble somatoforme à l'âge adulte ou produire des sensations corporelles inquiétantes).

Les mécanismes émotionnels et comportementaux sont dominés par la peur et l'évitement qu'elle suscite, mécanisme stennerien. Exemple des personnes présentant un syndrome de fatigue chronique évitant tout effort.

Évitement des symptômes somatiques et des symptômes psychologiques.

Modèle pavlovien du conditionnement.

Apport de l'imagerie centrale fonctionnelle

Plus de symptômes médicalement inexpliqués.

Identification de cibles thérapeutiques innovantes.

Nosographie à venir de ces troubles.

Dans les syndromes somatiques fonctionnels à composante douloureuse.

Dans les troubles à symptomatologie neurologique fonctionnelle.

Conclusion(s)

Ce long développement, notamment celui consacré aux troubles à symptomatologie somatique et apparentés du

DSM V nous a semblé utile pour nous orienter dans le « fourre-tout » qui se cache derrière le terme de « somatisation ».

On peut relever d'emblée un éclatement de l'ancienne structure hystérique et de là un défaut de sens qui ramène ces troubles dans le cadre de la médecine non psychiatrique mais également dans les soins de premier recours en postulant qu'ils correspondent à une souffrance psychique le plus souvent masquée.

En relation avec le médecin, dernier gardien du corps, différentes approches psychothérapeutiques peuvent s'avérer utiles chez des patients en capacité de faire des liens entre leur vie affective, leur univers psychique et leurs symptômes somatiques.

Il est difficile de parler de techniques spécifiques qui vont de l'exercice physique aux TCC ou des thérapies de relaxation aux psychothérapies d'inspiration psychanalytique. La psychiatrie phénoménologique y a une place singulière. On privilégiera cependant les techniques à médiation (art thérapie, musicothérapie…) qui peuvent permettre un abord moins direct de ces personnes forcément vulnérables atteintes dans leur narcissisme. Enfin une approche bienveillante et dialectisée de leur système de pensée et de leur conception de la maladie mérite une écoute attentive. Les situations cliniques ne doivent pas être qualifiées de « syndromes médicalement inexpliqués » ou pire de simulation.

RÉFÉRENCES

La fin de la plainte – François ROUSTANG
Chapitre 1 : Narcisse et Psyché ou l'illusion de la guérison par la connaissance de soi
« *Narcisse pense que guérir c'est refaire le fonctionnement d'un psychisme dont il serait possible de connaître au préalable les mécanismes. Psyché pense que guérir, c'est réapprendre à toucher et à être touché, pour faire ou refaire un corps et lui permettre de se mouvoir dans l'environnement car Psyché c'est toujours dans le corps c'est toujours dans le monde.* »

Article de Paul RICOEUR : la souffrance n'est pas douleur.

- La souffrance interroge (pourquoi moi ?)
- La souffrance appelle (rapport à autrui)

LA NORMALISATION EXCESSIVE DES CONDUITES : UN PROCESSUS COMPLEXE AU CŒUR DU MALAISE DE NOTRE CIVILISATION

Richard ESPOSITO

Introduction

La normalisation des conduites constitue-t-elle un tremplin ou un obstacle à la construction de soi ?

Nous aborderons cette question sous l'angle de la relation à autrui. Cette démarche nous obligera à définir rapidement l'autre. Notre définition justifiera l'existence et la fonction des normes.

Nous verrons comment les normes peuvent construire d'une part l'identité du sujet et d'autre part lui porter atteinte. Nous légitimerons alors par étape l'intérêt de la sophrologie.

Comment définir autrui ? Partons de la relation la plus immédiate à l'autre, pour apercevoir l'existence d'une identité collective.

Nous faisons sans cesse l'expérience de l'autre. Sa présence, y compris dans la solitude, peut être heureuse ou douloureuse. Nos sensations, nos émotions, nos sentiments, nos pensées, nos actes, voire nos rêves… tiennent en partie leur signification d'un rapport complexe avec l'autre.

Nous sommes habités par l'autre. Par exemple, le sophronisant prend conscience de ce fait, lorsqu'il évoque par les techniques sophrologiques des personnes sources de sentiments positifs profonds.

Si nous sommes habités par autrui, nous sommes aussi façonnés par lui. D'où l'importance de l'expérience familiale et sociale. Elle a participé et participe encore à la constitution de ce que nous sommes.

Comment définir tout d'abord l'être humain au-delà de sa dimension biologique ? Il est avant tout le produit d'un milieu, de normes, d'une identité collective comme le montre la sociologie.

Nous sommes habités par l'autre, mais paradoxalement nous faisons l'expérience de notre solitude existentielle. Elle correspond à la délimitation naturelle de l'être. Elle nous renvoie vers ce que les philosophes stoïciens nomment l'*oikeiôsis*, à savoir l'appropriation. Nous nous approprions positivement cette solitude, lorsque nous évoquons par nos techniques sophrologiques un espace intérieur de liberté. Il est en l'occurrence notre intimité qui nous définit et nous protège.

Néanmoins, dans certaines situations comme la dépression, cette solitude s'impose comme une véritable prison. D'où la nécessité d'un autre bienveillant et à l'écoute. Le sophrologue, cet autre bienveillant, joue un rôle de médiateur positif entre le sophronisant et lui-même.

La réflexion sur autrui nous place directement devant un paradoxe. Nous portons l'autre en nous, il accompagne notre moi. Mais il peut paradoxalement nous sembler lointain dans certaines circonstances. Ce paradoxe est celui de la co-présence (autrui accompagne le moi) et de l'infinie distance (autrui me semble parfois si lointain).

Ce paradoxe est au cœur de l'expression latine *alter ego*. L'autre est un autre moi qui semble le même que moi : celui qui m'est proche, dont la présence est pour moi positive, dynamisante, dans lequel je me projette et je me reconnais, dont je souffre de la perte lorsqu'il décède, avec ce sentiment douloureux que quelque chose m'est arraché au moment de son départ. L'autre est paradoxalement un autre moi qui parfois ne semble pas du tout le même que moi : celui qui me paraît si lointain, si différent, si étranger ; qui me fait obstacle, m'altère, me détériore ; qui possède le pouvoir de m'aliéner (*alienare* en latin : rendre étranger) et qui cherche à me rendre étranger à moi-même ; qui fait tous les efforts pour me rendre fou, comme le dit si bien le psychanalyste Harold Searles.

Nous avons estimé que l'autre me façonne, que je suis le produit d'un milieu, d'une identité collective. Nous avons insisté sur l'idée que notre réalité est avant tout familiale et sociale. L'altérité trop différente fait souvent l'objet d'une répulsion parce qu'elle fait peur.

Alors comment concevoir les normes sociales ? La morale, le droit, les valeurs culturelles si essentielles pour le groupe ? Auraient-elles pour fonction de soumettre l'individu à une même norme, une même identité collective, une même conception de l'être-soi ?

Nous montrerons dans un premier temps comment autrui constitue mon identité préréflexive. Elle est l'identité première, celle que nous découvrons lorsque nous nous rencontrons par étape à des moments de notre vie, que nous mesurons alors ce que l'autre a fait de nous. L'identité première est avant tout celle constituée par une succession d'identifications familiales et sociales.

Dans un second temps, nous ouvrirons des perspectives sur les risques que comporte une conduite exclusivement normative. À force de me soumettre à une même identité collective, ne vais-je pas me dissimuler, me perdre, m'abandonner, m'aliéner ? L'excès de rapports interindividuels ne constituerait-il pas une véritable prison ? Nous verrons comment l'identité collective, par la puissance des normes, peut porter atteinte à la construction de l'identité du sujet. Cette approche servira à mieux comprendre ce que les personnes viennent souvent chercher chez un sophrologue, sans l'avoir conscientisé : le moyen de satisfaire ce désir inconscient d'être soi, qui échoue aux portes de leur existence. Nous le montrerons sous l'appellation « manque d'être ».

I. L'autre constitue mon identité première :

1/ La solitude forcée de Robinson le révèle à lui-même

L'ouvrage de Michel Tournier, *Vendredi ou les limbes du Pacifique,* situe notre approche. L'auteur revisite l'histoire de Robinson Crusoé écrite par Daniel Defoe. Il insiste sur la solitude subie de Robinson et la souffrance qu'il ressent loin d'autrui.

La solitude forcée de Robinson entraîne un processus irréversible de déshumanisation, jusqu'à la peur de perdre l'usage de la parole. Ce phénomène favorise aussi une prise de conscience essentielle, selon laquelle Robinson doit son identité à autrui : « *Privée de sève, cette délicate efflorescence s'étiole et se désagrège. Autrui, pièce maîtresse de mon univers... Je mesure chaque jour ce que je lui devais en enregistrant de nouvelles fissures dans mon édifice personnel*[1] ». Tournier va jusqu'à définir l'être humain comme une construction, « un fragile et complexe échafaudage d'habitudes, réponses, réflexes, mécanismes, préoccupations qui s'est formé et continue à se transformer[2] » par la présence d'autrui.

2/ La primauté chronologique d'autrui

Il existerait une primauté chronologique d'autrui. Le « Je » serait constitué par le « Tu » qui le précède dans le temps. En sophrologie, qui parle exactement lorsque le

---

[1] *Vendredi ou les limbes du pacifique* (1969), collection Folio, Ed. Gallimard, 1972, pp. 53-54

[2] *Ibid.*

sophronisant dit « Je » ? Quelle est la part véritable de soi ? La part de l'autre dans le « Je » ? L'expérience sophrologique sert à apprendre à distinguer cette part de l'autre et cette part de soi, cette part de l'autre en soi.

La conscience de soi n'est peut-être en premier lieu qu'un écho de la conscience d'autrui. Ce constat discrédite en l'occurrence la toute-puissance de la conscience.

Dans *Nature et formes de la sympathie*, le phénoménologue Max Scheler affirme que l'homme vit d'abord dans un univers où le « mien » et le « tien » ne seraient pas encore distingués. « *L'homme vit tout d'abord et principalement dans les autres et non en lui-même : il vit plus dans la communauté que dans son propre individu*[3] ».

Peut-on réduire l'humain et donc l'identité personnelle à des identifications familiales, sociales, culturelles ? L'identité personnelle n'est-elle qu'un échafaudage formé par la collectivité, les normes ? Ne serait-elle que le reflet d'autrui, le produit de normes et donc d'une identité collective ? Ne serait-elle alors qu'une illusion compte tenu de l'impact des normes ?

II. Les risques du comportement normatif

1/ La dictature du « On »

L'univers social exerce sur le sujet une pression. Elle se voit d'autant plus que la personne cherche à se distinguer des autres.

La collectivité serait-elle alors une puissance ? Son objectif serait-il d'uniformiser, d'aligner les conduites sur des normes fixées par une sorte de nivellement ?

Le phénoménologue Martin Heidegger analyse notre expérience quotidienne. Il se concentre sur ce qu'il nomme

[3] *Nature et formes de la sympathie*, Payot, p 259.

le mode de quotidienneté du Dasein (l'être-là), l'être qui existe comme vous et moi, ici et maintenant.

Le Dasein est pris dans le monde de son expérience : il est absorbé par le monde. Dans *Être et Temps*, Heidegger montre comment le Dasein est sous l'emprise de l'être-en-commun, du « on ».

Qu'est-ce que le « on » ? Le « on » est la norme, l'être-en-commun qui dissout le moi c'est-à-dire ce qui est mien dans l'être qui existe, dans l'être-là. Qu'est-ce qui est mien, sinon ma capacité à me choisir, à être et devenir, mon authenticité, mon originalité. L'identité personnelle se construit à partir de ces différents paramètres

Caycedo a repris la notion d'authenticité de Heidegger. Il estime que la démarche sophrologique correspond à une ouverture vers l'être au profit de l'authenticité.

« *L'être-en-commun dissout complètement l'être-là qui est mien dans le mode d'être d'autrui, en telle sorte que les autres n'en disparaissent que davantage en ce qu'ils ont de distinct et d'expressement particulier*[4] ». L'être-là est sous l'emprise, la domination subreptice d'autrui. Le « on » (la norme) serait d'autant plus problématique qu'il serait difficile de l'identifier.

N'ai-je pas le souci du qu'en dira-t-on ? N'ai-je pas le souci de situer ma distance par rapport à autrui d'après le jugement de l'opinion publique ? L'opinion publique est la norme de tous nos jugements. Elle décharge l'être-là de toute responsabilité, sachant qu'il se réfugie dans l'anonymat de la norme.

La notion de responsabilité est au cœur même de la sophrologie caycédienne. Selon Caycedo, elle est la troisième valeur dite essentielle avec la liberté, la tridimensionnalité et la dignité.

Je vis comme on vit ; je me distraie on se distrait ; je pense comme on pense : je suis noyé dans l'indistinction de

---

[4] *Être et Temps*, tr. fr. Boehms & Waelhens, Gallimard.

la masse. Le comportement normatif, sans distance de ma part, met en péril ma liberté, ma responsabilité, voire l'autonomie de mon être.

Nous avons montré que l'autre participe à la construction de mon identité première. Paradoxalement, l'autre peut m'empêcher d'être moi, en cherchant à tout prix à uniformiser ma conduite.

2/ Le passage étroit du « on » vers l'être-soi

Comment se conquérir dans les dimensions de son être-soi ? Tout cheminement existentiel constitue un désir implicite ou explicite d'affirmation de son moi authentique. La démarche sophrologique correspond à une étape de son cheminement existentiel. Elle est une ouverture vers ce que Heidegger nomme la clairière de l'être : la possibilité pour l'être de se conquérir dans son être-soi. La sophrologie se justifie en l'occurrence comme ouverture à la possibilité d'être.

Que serait alors trouver le vrai sens de son existence ? Sa découverte passe par la prise de conscience de sa subjectivité comme donatrice de sens, comme l'explique le fondateur de la phénoménologie, Edmund Husserl. Trouver le sens de son existence serait se révéler comme être en mesure de se prendre en charge, de s'assumer, de se définir dans le temps.

Heidegger reconnaît la valeur du recueillement, moment privilégié où le sujet se retrouve, se dévoile à lui-même. L'expérience sophrologique constitue un temps de recueillement, de méditation, d'éveil à soi et donc d'appropriation de soi, comme le justifie par exemple la relaxation dynamique du troisième degré.

Dans quelle situation existentielle faisons-nous des retours sur nous-mêmes ? Heidegger insiste sur l'expérience du souci voire de l'angoisse existentielle.

L'angoisse existentielle est ontologique : elle est constitutive de l'être en tant qu'être ; elle nous éveille à notre propre dimension. Nous avons parfois des soucis diffus qui dissimulent un souci plus profond : le souci d'être qui se révèle dans le manque d'être.

« L'angoisse manifeste en l'être-là son être libre pour la liberté de se choisir et de se saisir soi-même[5]*.* »

Le souci d'être n'est pas détachable d'un positionnement de soi dans le temps. La réappropriation du temps correspond à une réappropriation de soi dans le temps. Cette expérience d'appropriation nécessite des phases de décélération, spécifiques à l'entraînement sophrologique. Celles-ci sont nécessaires pour prendre le temps de revenir vers soi. À l'inverse, tout semble aujourd'hui s'accélérer dans les sociétés industrielles, le plus souvent pour des raisons économiques. La sophrologie est une expérience de réappropriation de son temps et donc de réappropriation de soi dans le temps.

Chaque sujet joue une pluralité de rôles et possède différents statuts qui le définissent selon des normes. L'individu est alors une mère de famille, un professeur, un sophrologue, etc. Nous avons affaire ici à ce que le sociologue François de Singly appelle, dans *Double Je*, des identités statutaires.

Le sujet possède aussi une identité plus profonde, à savoir une identité personnelle, non réductible à son identité statutaire. L'émergence de cette identité personnelle est rendue possible par un travail sur soi, inévitablement long et lent.

Certains sophronisants n'ont pas toujours conscience que leur consultation est conditionnée par une fatigue de ne pas être soi, un manque d'être. Au fil des rencontres avec le sophrologue, ils verbalisent une fatigue de ne pas être soi inhérente à un processus d'enfermement dans des rôles

---

[5] *idem*

sociaux. Par exemple de nombreuses personnes se rendent compte, avec l'entraînement sophrologique, qu'elles sont passées de la tutelle de leurs parents à celles de leur mari ou de leur femme.

La sophrologie développe une aptitude à se retrouver soi-même, sans se réduire à un rôle social et donc à un comportement normatif. Elle favorise alors ce que de Singly nomme le dépouillement identitaire. Le sujet prend conscience de son enfermement identitaire. Cette démarche le pousse à se libérer de ses identités statutaires.

Cette phase d'abandon de ses identités statutaires, en vue de l'affirmation d'une identité personnelle, passe selon nous inévitablement par des temps de solitude (des retours vers soi), au cœur de la démarche sophrologique. Celle-ci enclenche une appropriation de soi par soi.

Conclusion

Nous souhaitions savoir si la normalisation des conduites constitue un tremplin ou un obstacle à la construction de l'identité personnelle. Nous avons montré comment l'autre participe à la construction de mon identité première. Il peut paradoxalement m'empêcher d'être moi, en cherchant en permanence à aligner ma conduite sous des normes.

Le travail sur soi par la sophrologie favorise la conscience de cette part de l'autre en soi. Il rend possible l'émergence d'un moi toujours en cours de constitution. Nous avons alors justifié l'intérêt de la sophrologie comme ouverture à la possibilité d'être.

La posture du sophrologue par rapport au sophronisant est en l'occurrence essentielle.

L'altérité de l'autre fait son sens et sa valeur. L'altérité nous demande de savoir quelle capacité nous avons, en tant que professionnel, à accueillir l'autre dans sa différence : un discours différent, une manière d'être différente, des remarques qui peuvent nous heurter dans notre pratique.

La démarche du sophrologue s'effectue dans un double mouvement : mouvement d'ouverture, d'expansion vers autrui ; mouvement de centration sur soi, de recueillement pour respecter la distance qui nous sépare de l'autre (savoir laisser l'autre être pour le laisser devenir).

Cette juste distance du sophrologue est toujours à calculer, pour que l'autre s'achemine vers la découverte de son identité personnelle.

LA NUMÉRISATION, SES IMPACTS SUR LES RYTHMES, LA RÉPONSE DE LA SOPHROLOGIE

Jean-Pascal CABRERA

Pour commencer cette réflexion, un petit rappel sémantique clarifiera l'usage parfois anarchique des termes « numérique » et « digital ».

Le concept de numérique, à l'origine, s'oppose au concept d'analogique ; des suites de traitement binaire composées des chiffres 0 et 1 remplacent des informations sur des objets de différentes natures comme par exemple des sons, des images mais également des matériaux, des systèmes organiques, etc.

Le concept de digital, à l'origine, est issu de la langue anglo-saxonne qui faisait référence à un usage des doigts. En anglais, un chiffre se dit « digit » parce que l'on apprend à compter avec ses doigts.

Le digital concerne l'usage des doigts et par extension de cet usage, ce que les doigts manipulent, c'est-à-dire des supports fournis par l'informatique (claviers, écrans, souris) ; ce sont typiquement les applications mobiles (tablettes, smartphones) où le doigt dirige le contenu.

➢ En quoi consiste la numérisation ?

Il est important de comprendre ce procédé révolutionnaire qui remonte au début des années 1980.

Jusqu'à cette période, on captait des images ou des sons que l'on inscrivait sur des bandes. Des ingénieurs ont réussi à transformer cette captation en un codage : les images ou les sons sont découpés en centaines de milliers de minuscules fragments analysés par un appareil (une interface d'encodage) et « gravés » sur des bandes. À la sortie, pour écouter ou voir ces codages, il faut un appareil (une interface de décodage) qui les retransforme en centaines de milliers de minuscules sons ou images qui, « recollés » bout à bout restitueront les captations originelles.

Une consultation en visio représente donc l'encodage et le décodage des visages et de la voix du ou de la sophrologue et de son (sa) client(e).

La qualité de ces 2 opérations pour chacune des 2 personnes va influencer la qualité de la relation.

Il faut 2 caméras dites de « haute définition » avec 2 écrans également de « haute définition » ainsi que 2 micros de « haute définition » avec 2 jeux de haut-parleurs de « haute définition » pour proposer une qualité optimale.

Cette optimisation technique n'est pas toujours au rendez-vous et l'on peut se questionner sur la qualité de la relation qui s'établit de part et d'autre de la connexion par rapport à une relation dite en présentiel.

Il est d'ailleurs intéressant de constater l'usage répandu de nos jours des termes *présentiel* et *distanciel.*

La numérisation de la consultation peut approcher une excellente restitution mais ce ne sera qu'une restitution ; il manquera l'entière perception des espaces ambiants, des véritables reliefs sonores, la perception des odeurs, des variations de température, la relative proximité des corps et des énergies et surtout l'intégralité des corps qui vivent dans les 3 dimensions de l'espace dans une unité de lieu.

La consultation en visio peut s'avérer très utile mais n'égalera jamais la qualité d'une consultation en présentiel.

➢ **Les liens entre numérisation et intelligence artificielle**, productivité, rendement, efficacité, confusion voulue ou non entre le « plus » et le « mieux » : les datas.

Cette captation et cet encodage se sont ensuite étendus dans quasiment tous les domaines de la vie quotidienne.

Aujourd'hui, une imprimante dite 3D est capable d'imprimer une voiture ou des tissus vivants humains.

Mais le plus remarquable, c'est que l'encodage ne s'est pas contenté de copier des choses, il s'est immiscé également dans l'impalpable : la réflexion, la prise de décision. L'intelligence artificielle est apparue adossée à cette numérisation pour en exploiter ses ressources infinies.

Ouvrons une parenthèse sur l'historique des innovations.

L'économiste Richard Lipsey révèle une accélération sans précédent, sous forme d'une exponentielle, des technologies ayant eu un effet majeur sur l'économie mondiale (les *General Purpose Technologies* [1]). De quelques innovations comme la domestication des plantes, l'invention de la roue s'étalant sur des milliers d'années, le rythme s'est accéléré avec l'introduction de l'imprimerie, la fabrication de l'acier, l'utilisation de la vapeur, l'électricité, puis l'automobile, l'ordinateur, l'internet, les biotechnologies, les nanotechnologies, l'intelligence artificielle se produisant sur des périodes de plus en plus rapprochées dans le temps.

Les innovations s'accélèrent sous l'impulsion de connaissances exponentielles. Le monde scientifique, par exemple, est passé de quelques centaines de mathématiciens dans le monde en 1900 à quelques 100 000 mathématiciens ayant un doctorat. Chaque nouvelle connaissance produite engendre encore plus de nouvelles connaissances.

---

[1] *Lorsque mon boss sera une intelligence artificielle,* p 17, Jean-Philippe Couturier, VA Éd. 2019.

Si la connaissance progresse, ce sont surtout ses applications qui vont l'inscrire concrètement : informer, attirer, recruter, vendre, consommer vont prendre le relais.

Appliquer des connaissances n'est possible dans notre organisation sociétale que si c'est rentable.

Face à l'accélération du mouvement, la rentabilité se transforme en rendement. La course au temps s'engage sur tous les fronts rentables.

Après avoir sollicité l'aide des robots dans des tâches physiques, l'homme demande maintenant l'aide des robots dans des tâches « mentales ». La puissance de calcul de l'intelligence artificielle manipulant l'évolution numérique de notre quotidien passe même du statut de l'aide ponctuelle comme par exemple *« dicter un texte en anglais et obtenir sa traduction orale ou écrite instantanément »* à la prise de décision autonome comme par exemple *« diriger une voiture sans chauffeur »* ou bien *« organiser des placements financiers en quelques millièmes de seconde aux 4 coins de la planète en fonction d'évènements conjoncturels »*.

Le mariage de la Numérisation et de l'Intelligence Artificielle va alors déterminer le nouvel or noir du 3e millénaire : les DATAS (informations, du latin *« data » donnée*).

La collecte, l'acheminement, le stockage, la mise à disposition, le transfert, le traitement pour une nouvelle boucle de collecte, d'acheminement, de stockage, etc… deviennent les opérations cruciales du nouveau monde ultra connecté.

Devant la masse de plus en plus gigantesque de datas disponibles, la quête s'oriente non plus sur la façon de disposer de cette masse, l'Intelligence Artificielle est là pour y pallier, mais sur la rapidité d'accès, voire même l'instantanéité de cet accès.

Le philosophe Gaspard Koenig évoque le *Dataclysme*[2] (cataclysme des datas).

C'est la nouvelle loi des 4 x TOUT : avoir TOUT, TOUT de suite, TOUT le temps, de parTOUT.

- **La montée inexorable de la dictature de l'immédiateté[3]**, explosion des rythmes virtuels par rapport aux rythmes biologiques aussi bien dans le temps que dans l'espace

Cette nouvelle loi des 4 x TOUT installe inexorablement une dictature où l'individu vit l'immédiateté.

Le TOUT est intimement intriqué au TEMPS mais un temps qui se contracte de plus en plus.

Par exemple, avoir du choix sur un catalogue en ligne est intéressant mais la possibilité d'avoir l'objet convoité en express est encore plus intéressant.

Un autre exemple, pouvoir consulter un thérapeute parmi un choix proposé est intéressant mais le consulter très rapidement est encore plus intéressant.

Une file d'attente devient une torture d'un autre temps ; tout se calcule pour réduire les temps d'attente. Et si l'attente est inévitable, on peut prendre un ticket pour faire autre chose « *entre temps* ».

Le succès relatif des visioconsultations répond à cette économie du temps ; avec une consultation qui commence à une heure précise et se termine une heure après précisément, il n'y a plus de temps perdu à se préparer, se déplacer, éventuellement chercher une place pour se garer.

Le TEMPS prend le relais du TOUT.

Une entreprise concurrentielle est une entreprise qui va plus vite que les autres, qui investit plus que les autres, plus vite, plus tôt.

---

[2] *La fin de l'individu,* p 166, Gaspard Koenig, éd. De l'Observatoire, 2019.

[3] *Vite ! Les nouvelles tyrannies de l'immédiat ou l'urgence de ralentir,* p 120, Jonathan Curiel, Éd. Plon, 2020.

Exemple : la société américaine Hibernia Atlantic annonce dérouler un câble optique de 4 600 km entre New-York et Londres pour effectuer des transactions boursières en aller et retour de moins de 60 millisecondes pour doubler la concurrence[4].

Quel bonheur de pouvoir contempler le dernier modèle de smartphone en avant-première ! On pourrait presque l'acheter avant qu'il ne soit en vente.

Le temps subit une distorsion qui emporte également l'espace : en communiquant à l'autre bout de la planète, on s'affranchit des distances et en réglant cette communication à la vitesse de la lumière (c'est le mantra de la fibre optique, 360 000 km en 1 seconde), on abolit le temps de réflexion.

Le chercheur en neuropsychologie Stanislas Dehaene nous décortique les subtilités de nos différents accès à la conscience[5] ; nous pouvons percevoir et même faire en 40 millièmes de secondes mais nous aurons besoin de 300 millisecondes pour en prendre conscience.

Aller, penser, agir de plus en plus vite ; le risque de cette fuite en avant, c'est de privilégier l'intuition au détriment de la raison.

Le chercheur en neuropsychologie Olivier Houdé[6] décrit parfaitement la « concurrence » qui s'établit entre notre système des heuristiques intuitives et celui des algorithmes logiques.

Une heuristique est une stratégie très rapide, très efficace qui marche très bien, très souvent mais pas toujours.

À l'inverse, un algorithme effectue un comptage lent mais toujours sûr.

---

[4] *L'enfer numérique, voyage au bout d'un like*, p 271, Guillaume Pitron, Éd. LLL 2021.

[5] *Le code de la conscience,* p 66, Stanislas Dehaene, Éd. Odile Jacob, 2014.

[6] *L'intelligence humaine n'est pas un algorithme,* p 117, Olivier Houdé, Éd. Odile Jacob 2019.

Ce qui permet à nos algorithmes d'intervenir, c'est la capacité de pouvoir inhiber les propositions de nos heuristiques. Olivier Houdé évoque ce processus clé[7] de notre fonctionnement neuronal.

À force de vouloir aller de plus en plus vite, on en néglige la confrontation des heuristiques à la validation « posée » de notre logique.

On sait maintenant que les émotions participent pour une large part à la rapidité de nos réactions ; elles peuvent même orienter nos heuristiques en fonction des choses désagréables à éviter ou au contraire des choses agréables à obtenir.

La recherche de rapidité risque d'ouvrir la porte à une autre dictature, celle des émotions. Damasio[8] propose, à ce sujet, l'adjonction d'un troisième système, celui des heuristiques émotionnelles.

A fortiori, lorsque les situations exigent d'aller de plus en plus vite avec des conséquences de plus en plus impliquantes (de rendement, d'investissement, de retour sur investissement, etc…), il devient capital de disposer d'un mécanisme de régulation qui tempère les « ardeurs » de nos intuitions.

Cette régulation se construit sur la capacité d'inhibition que nous pouvons développer dans un comportement automatique dicté par l'urgence.

La sophrologie, par son approche phénoménologique dans ses pratiques, est une réponse parfaitement adaptée au charme des sirènes de nos émotions, aux biais cognitifs de nos automatismes.

L'un des enjeux de nos pratiques en sophrologie est de donner à notre clientèle les pistes qui lui permettront de savoir « s'observer » aussi bien de l'intérieur que de

---

[7] *idem*

[8] *L'erreur de Descartes,* p 179-140, Antonio Damasio, Éd. Odile Jacob 1994.

l'extérieur, de repérer ses propres conduites automatisées, ses jugements de valeur pour apporter le recul indispensable à la conscience de soi-même avant d'engager une réflexion ou une décision.

- **Retour progressif de la pulsion sur le désir, de l'addiction sur l'échec**

Être pleinement conscient de soi-même sous-entend d'accorder du temps, voire « d'arrêter » le temps pour mieux se définir.

Pouvoir apprécier l'instant présent demande de s'extraire de la tyrannie de l'urgence ; or, l'invasion du numérique associée à la puissance de l'Intelligence Artificielle a montré que le système inhibiteur qui « tempère » les ardeurs automatiques est de moins en moins stimulé.

Cette sous-stimulation est le fruit d'un alignement de plusieurs conditions.

Sous l'étendard de la rapidité, se regroupent aussi bien les chercheurs en quête de progrès de l'humanité (par exemple, la recherche médicale) que les marchands de toutes sortes avides de profits de plus en plus conséquents (par exemple, les GAFAM : Google, Apple, Amazon, Facebook, Microsoft).

Si le numérique permet d'envoyer un mail instantanément à l'autre bout de la planète ou d'écouter ses musiques favorites de n'importe où et n'importe quand, il permet également de contrôler une personne au travail jusque dans sa vie intime ou de la manipuler par des diffusions d'informations, de contenus, à son insu.

C'est dans ce flot ininterrompu et exponentiel de sollicitations que le commun des mortels va naviguer, qu'il soit jeune ou vieux, riche ou pauvre, rusé ou naïf, bienveillant ou mal intentionné, émotif ou peu sensible.

La matière originelle la plus précieuse à conquérir est devenue le temps d'attention.

Le sociologue Gérald Bronner[9] décrit les 3 principaux domaines de captation de l'attention : la peur, le sexe, la colère.

Ces domaines stimulent des circuits émotifs très rapides qui touchent les personnes « captivées » au plus profond d'elles-mêmes. La porte aux pulsions est ouverte et sans le temps nécessaire à la prise de recul, les pulsions prennent le pouvoir sans régulation.

Par exemple, une vidéo avec un titre racoleur dont le contenu montre une personne violente a de très fortes probabilités « d'inciter » beaucoup de personnes qui la découvrent à cliquer sur le lien, à la regarder et à laisser un flot d'injures vengeresses dans les commentaires.

On peut citer cette étude révélatrice rapportée par le docteur en neurosciences Michel Desmurget [10] dans laquelle des étudiants détournent 42% de l'activité de leur discipline au profit d'activités distractives lorsqu'ils bénéficient de l'usage numérique d'un ordinateur portable.

Le danger du numérique lorsqu'il sur sollicite les pulsions notamment en offrant un plaisir immédiat est de rendre addict : une consommation de produits numériques addictifs de plus en plus grande et de plus en plus fréquente.

On retrouve fréquemment ce danger dans nos cabinets lorsque des enfants ont perdu l'envie d'apprendre à force de se nourrir de plaisirs faciles proposés sur les différentes plates formes (Snapchat, Youtube et autres Tiktok…).

Moussa Nabati, docteur chercheur en psychologie et psychanalyste, met en lumière la prédation de la pulsion[11] sur le désir lorsque celle-ci tombe dans l'addiction ; pour

---

[9] *Apocalypse cognitive,* p 129-334, Gérald Bronner, éd. PUF 2021.

[10] *La fabrique du crétin digital,* p 239, Michel Desmurget, éd. Seuil 2019.

[11] *Le bonheur d'être soi,* p 62, Moussa Nabati, éd. Fayard 2006.

Moussa Nabati *« ...Le désir est le porte-parole, le représentant de la libido, de l'énergie psychique vitale... ».* Il est en quelque sorte le passage à l'acte de la libido. La libido n'est pas que sexuelle, elle est la source d'énergie qui maintient l'individu dans une zone d'exploration de la vie permanente, toujours curieuse.

L'addiction, par cette recherche de satisfaction immédiate compulsive, s'oppose donc au désir, ce projet qui alimente en énergie constructive ; c'est par exemple, l'enfant qui imagine, qui joue et qui crée. Si son projet rencontre des difficultés, voire des échecs, la libido est toujours présente parce qu'il apprend à accepter l'obtention retardée d'une réussite.

L'enfant apprend que sa tour de cube finira par tenir debout à force d'essayer, de corriger ses imperfections, à force de patience, et plus tard de réflexion. La frustration de l'échec est acceptable parce que celui-ci est transitoire.

➢ **La révolution relationnelle**

Dans ce contexte propice à la manifestation « débridée » des pulsions, la crise sanitaire que nous vivons a amplifié le phénomène en incitant de gré ou de force la population à s'interconnecter puisque la rencontre physique s'est trouvée limitée, voire interdite à certains moments (confinement, télétravail, fermeture des lieux de rencontres sociales).

Les réseaux sociaux ont alors ouvert un terrain infini d'interconnectivité à cette tendance exacerbée démasquant l'un des impacts numériques les plus marquants de la période actuelle.

Même les relations humaines ont pu être numérisées ; les amis virtuels se comptent par centaines, par milliers, voire par millions lorsque d'ingénieux influenceurs(euses) fidélisent des légions d'abonnés.

Que ce soit pour vanter les vertus d'un régime miracle qui fait perdre du poids pour « pas cher », pour montrer les galipettes turbulentes d'un adorable chaton ou pour mobiliser les partisans d'un courant politique, les réseaux sociaux se sont imposés comme une donnée incontournable dans le paysage relationnel.

D'après le site *Digimind.com*, pendant l'année 2020, on a dénombré en France chaque jour 48 millions d'internautes actifs sur les réseaux sociaux.

Si, effectivement, le partage des photos de vacances ou de la naissance d'un petit neveu ou d'une petite nièce avec ses guirlandes de *likes* et *d'émoticônes* peut représenter un moment rapide et efficace de communication positive, en revanche, l'opportunité de divulguer des photos intimes d'autrui ou de déverser les pires injures connaît un essor florissant, ce que Gérald Bronner qualifie d'ensauvagement du WEB.

L'immédiateté des réactions (par exemple, les *tweets* de l'ex-Président Américain Trump), sans filtre, à la vitesse d'un clic, sous l'emprise des pires pulsions, conjuguée à l'immensité relationnelle que représente un réseau social mondial dépasse très largement tous les anciens médias type presse écrite, radio ou télévision, en termes de personnes informées personnellement.

Les nouvelles sombres captent plus facilement l'attention que les nouvelles agréables.

Mais même les nouvelles agréables peuvent se transformer en terrains de jalousie, de frustration, ou d'injustice.

À force de partager les images ou les récits idylliques propagés à grands renforts de retouches et de montages avantageux s'immisce progressivement une autre dictature, celle de la perfection et de la vertu ; Gérald Bronner évoque la notion d'hyperconséquentialisme (la surveillance de tous par tous).

C'est ainsi qu'apparaissent deux types de syndromes :

- Celui de l'envie de posséder le même paradis que « l'autre » exhibe sur son compte (beauté, richesse, voyages, relations, talent, etc…)
- Celui de punir le coupable qui faute (opinions contraires, comportement différent, originalité outrageuse, faiblesse avouée, etc…)

Les effets de ces syndromes se retrouvent exponentiellement multipliés par la « *loi des 4 x TOUT* ».

L'individu souffre de ne pas pouvoir ressembler à ***tous*** les idéaux numériques, ***tout*** de suite, ***tout*** le temps, de par***tout***.

Cette souffrance de l'individu, englouti dans les cascades numériques, décrit par Gaspard Koenig nous offre un cocktail d'individualismes noyés dans l'hystérie collective du paraître.

La célèbre série *Black Mirror* en est une parfaite illustration avec ce fameux épisode montrant l'esclavage des gens dont la vie sociale dépend du nombre de *likes* récoltés dans tous leurs actes quotidiens.

L'actualité a confirmé cette fiction prémonitoire avec l'apparition du *« crédit social »* testé dans plusieurs villes chinoises et dont le fonctionnement repousse encore plus loin la logique invasive du contrôle par le numérique (prêts bancaires, primes de travail ou mises à l'écart, amendes).

- **La crise sanitaire a amplifié et accéléré la mutation commencée**

Pourquoi ? Notre conscience [12] se construit sur une attention prioritaire à ce qui change dans notre environnement et en particulier sur les perceptions de dangers. Lorsqu'il y a crise, nos comportements se focalisent sur ce qui ne va pas. C'est dans les difficultés que les problèmes latents des groupes sociaux remontent à la

---

[12] *L'esprit et la matière,* p 293 et 203, Erwin Schrödinger, Éd. Sciences 1990.

surface lorsqu'aucune mesure n'a été prise en amont (par exemple accorder des temps d'expression, de concertation, de mises en place de solutions collégialement négociées, acceptées).

Chaque grain de sable venant gripper la « machine sociale » devient un révélateur surdimensionné des dysfonctionnements négligés.

C'est dans ce contexte agrégé que vont naître les anxiétés sous différentes formes, des phobies jusqu'aux complotismes les plus exacerbés.

Les ingrédients de la crise sont là :

- L'impuissance des individus face à ce mal qui a déstabilisé des nations, des entreprises, des familles.
- L'obligation d'une forme de convalescence dans les rapports sociaux qui a imposé une attente de la « guérison » à des personnes habituées à avoir tout et tout de suite.
- La contradiction vécue dans une gestion de l'urgence du court terme tout en gérant l'importance du long terme. À ce titre, il est impossible de dissocier des solutions politiques, des solutions écologiques, des solutions sociales, des solutions économiques tant les domaines sont étroitement intriqués.
- La version numérique de chaque individu l'éloigne de plus en plus de sa version originelle.

Le psychiatre et psychanalyste Serge Tisseron [13] souligne *« ...qu'avoir plusieurs identités ne signifie pas pour autant avoir plusieurs personnalités. Chacun n'en a qu'une seule mais il est condamné à l'ignorer... »*

Par exemple, de plus en plus de jeunes personnes font appel à la chirurgie « esthétique » pour retoucher une apparence venue du web. Le visage réel est modifié par le

---

[13] *Le jour où mon robot m'aimera,* p 130, Serge Tisseron, Éd. Albin Michel, 2015.

virtuel pour être renvoyé dans une galerie virtuelle qui, à son tour, alimentera le flux incessant des fantasmes.

Ces facteurs conjoncturels combinés à cette mutation numérique exponentielle participent à ce qui a été surnommé, après l'atténuation de la deuxième vague de la covid 19, « la troisième vague des conséquences psychologiques… et somatiques ».

> ➢ **Quel rôle peut jouer la sophrologie ? Quel positionnement peut adopter le ou la sophrologue face à ces nouveaux défis ?**

Pour la première fois, le ou la sophrologue s'est retrouvé(e) dans quasiment la même situation que son client : mesures sanitaires, gestes barrières, confinement, télétravail pour certains (es), vaccination, pass sanitaire...

Au moment où ces lignes sont écrites, il semble que le système social se « remette en route » mais avec des disparités selon les secteurs ; si certains domaines connaissent une remontée spectaculaire (secteurs économiques liés à la construction, l'agroalimentaire bio, le transport des marchandises, le e-commerce, l'informatique…), d'autres gardent des séquelles profondes, voire catastrophiques (certains services publics comme les hôpitaux, la police, l'enseignement…)

On peut envisager l'action du ou de la sophrologue selon deux directions.

<u>Une direction à court terme</u>

- **Soulager la souffrance exprimée** par le (la) client(e) en donnant les moyens au client de vivre un moment de relâchement du corps, d'apaisement des pensées.

La sophronisation de base, les différentes formes de respiration, les relaxations dynamiques 1er et 2e degré sont des pratiques efficaces dans ce cas.

- **Arriver à mettre à distance** à certains moments tout ce qui peut être ressenti comme du négatif, du défavorable, de l'inutile, du souci...

En général, pour des choses peu intenses physiquement ou pour des pensées « parasites », les différentes techniques du sophro-déplacement du négatif sont tout à fait préconisées.

Lorsque le négatif identifié par le (la) client(e) est plus intense, plus douloureux dans le corps, la technique de la sophro-substitution sensorielle peut s'avérer mieux adaptée.

- **Stopper les phénomènes de rumination** en apprenant à identifier l'installation de pensées envahissantes, et à réorienter l'attention sur quelque chose de favorable.

Dans ce registre, la relaxation dynamique 3e degré peut s'avérer pertinente pour les personnes qui peuvent orienter « leur mental » dans une harmonie corps / esprit.

D'autres personnes seront plus réceptives aux mouvements du corps et apprécieront tous les exercices « d'ancrage corporel » des relaxations dynamiques 1er et 2e degré.

- **Se recentrer dans son corps** en reprenant conscience de tout le sensorimoteur pour se placer dans l'ici et maintenant de la vivance.

Dans ce cas également, les relaxations dynamiques 1er et 2e degré sont recommandées avec une pratique phénoménologique où le jugement de valeur est suspendu.

Globalement, cette direction à court terme reprend les fondamentaux d'une pratique sophrologique « classique ».

Une direction à plus ou moins long terme

Cette direction est beaucoup plus impliquante car elle invoque un positionnement existentiel vis-à-vis de cette vague numérique déferlante corrélé à un positionnement pragmatique.

Le(la) sophrologue ne peut pas faire l'impasse d'une connaissance des rouages de l'invasion numérique puisqu'il (elle) est également pris dans l'engrenage, sauf s'il (elle) vit totalement reclus(e) de tout lien avec la société actuelle (dans ce cas, les réponses auprès du client, s'imposeront d'elles-mêmes).

On peut parler de « défi moderne complexe ».

Comment « se vivre en pleine harmonie » dans un environnement numérique de plus en plus « gourmand » ?

Où régler le curseur entre « pas assez » de numérique et « trop » de numérique ? Vivre « avec son temps » ou « se mettre en retrait » de ce monde ?

En fonction des modes de vie intimes et professionnels, on peut trouver des sophrologues qui passent très facilement plusieurs heures par jour sur un écran et d'autres qui réduisent les écrans au strict minimum « vital ». Dans les deux cas, l'implication numérique est de toute façon très fortement marquée par d'autres usages comme par exemple, la carte de paiement, le GPS, les formalités administratives de toutes sortes, les transports, les voyages, etc…

Le(la) sophrologue se retrouve face à un(e) client(e) qui lui soumet son propre cas (celui du ou de la sophrologue) comme thème des séances à venir : comment ne plus souffrir, quelles solutions pour gérer cette invasion, dans quel chemin numérique s'engager… ou pas ?

Les réponses empruntent les mêmes modes pédagogiques que les problématiques « classiques » que l'on retrouve dans les cabinets (burn-out, dépression, phobies, stress, sommeil, etc…) pour aboutir, si on accepte ce raccourci un peu rapide, à une forme d'assertivité où la personne retrouve une personnalité solide et équilibrée pour affronter les difficultés qui se présentent.

Mais un paramètre nouveau a pris une immense place, l'intrication numérique.

Évoluer solidement dans un univers numérisé, c'est d'abord connaître cet univers et avoir les clés pour affirmer sainement sa propre présence ; mais cela ne suffit pas, car intervenir sur son univers numérique, c'est également intervenir à l'autre bout de la chaine (ou de la fibre).

« Quand c'est gratuit, c'est vous le produit », ce dicton est l'exemple typique de cette intrication ; en installant une application GPS dans son smartphone, on accepte d'être « pisté » dans nos déplacements ou bien en visitant un site, on accepte les cookies (ces empreintes qui se rappellent de nous).

Selon les cas, parfois ou souvent, refuser cette intrication, c'est s'isoler, voire se mettre en difficulté ; rejeter les administrations en ligne pour conserver des démarches « physiques » est devenu quasiment impossible.

Pour conclure sur ce positionnement du (de la) sophrologue, on peut retenir cette réflexion du philosophe Gaspard Koenig[8] qui reprend l'un des fondements de notre constitution : nous ne naissons pas libres, malgré l'affirmation de l'article 1, ni biologiquement, ni intellectuellement mais on devient progressivement un « arbitre libre ».

Cet « arbitre libre », qui apprend à savoir, se démarque du « libre arbitre » qui peut croire qu'il décide tout en étant lui-même manœuvré à son insu.

Le rôle essentiel d'un (e) sophrologue est alors de donner les moyens à son client, cet arbitre libre, de prendre conscience de ce qui peut le manipuler, mais dans sa démarche, il (elle) ne pourra s'exonérer d'un positionnement clair aussi bien existentiel que technologique… pour ne pas dire numérique.

BIBLIOGRAPHIE

1. *Lorsque mon boss sera une intelligence artificielle,* Jean-Philippe Couturier, VA Éd, 2019.
2. *La fin de l'individu,* Gaspard Koenig, Éd. De l'Observatoire, 2019.
3. *Vite ! Les nouvelles tyrannies de l'immédiat ou l'urgence de ralentir*, Jonathan Curiel, Éd. Plon, 2020.
4. *L'enfer numérique,* voyage au bout d'un like, Guillaume Pitron, éd. LLL 2021.
5. *Le code de la conscience,* Stanislas Dehaene, éd. Odile Jacob, 2014.
6. *L'intelligence humaine n'est pas un algorithme,* Olivier Houdé, éd. Odile Jacob 2019.
7. *L'erreur de Descartes,* Antonio Damasio, éd. Odile Jacob 1994.
8. *Apocalypse cognitive,* Gérald Bronner, Éd. PUF, 2021.
9. *La fabrique du crétin digital,* Michel Desmurget, *é*d. Seuil, 2019.
10. *Le bonheur d'être soi,* Moussa Nabati, éd. Fayard, 2006.
11. *L'esprit et la matière,* Erwin Schrödinger, éd. Sciences, 1990.
12 *Le jour où mon robot m'aimera,* Serge Tisseron, éd. Albin Michel, 2015.

L'ENFANT SANS REPOS, SYMPTÔME DU MALAISE DANS LA CIVILISATION ?

Anne GALOUZEAU DE VILLEPIN

INTRODUCTION - Malaise dans la civilisation, de Freud au DSM 5 ?

1. Dans ce texte majeur paru à Vienne en 1930, *Malaise dans la civilisation*[1], **Sigmund Freud** (1856-1939) pressent sans doute les évènements à venir de 39-45 et cherche à le faire comprendre à ses contemporains.

Confronté aux névroses de guerre de 14-18, psychotraumatismes majeurs s'il en est, Freud s'étonne de la résistance des troubles à l'interprétation, ses patients revenant sans cesse à leur traumatisme sans pouvoir s'en détacher pour progresser, restant enfermés dans leur *compulsion de répétition.* Il y découvre l'importance de la pulsion de mort, qu'il avait développé dès 1920 dans *Au-delà au principe de plaisir.* Il ne suffit donc pas de comprendre pour en sortir, l'interprétation se fait violence, et cela le conduit de la première topique *Inconscient / Préconscient / Conscient* à la deuxième topique *Ça / Moi / Surmoi.*

Il en conclut aussi que la haine de l'autre est primordiale et que la civilisation échoue à l'endiguer.

---

[1] Sigmund FREUD, 1929, *Malaise dans la civilisation*, Ed du Seuil, Coll. Points

L'homme serait un animal avec ses instincts et ses pulsions, « *un loup pour l'homme* » ; et les lois de la Société auraient pour objectif de le contraindre à les maîtriser pour lui permettre de vivre avec les autres.

Pour autant, ces lois qui se veulent civilisatrices exercent leur propre violence à contraindre le Moi à maîtriser cette pulsion de mort… malgré le vœu de Freud que ce soit l'Amour qui triomphe (pulsion de vie).

S'agirait-il donc simplement d'un débat, voire d'un combat ? entre ***Nature*** d'un côté, et ***Culture*** de l'autre ?

2. Un autre texte majeur est publié en 1933 par « l'enfant terrible de la psychanalyse », **Sandor Ferenczi** (1873-1933) : *Confusion de langue entre adultes et l'enfant. Le langage de la tendresse et de la passion*[2], texte d'une troublante actualité face à la question des abus sexuels subis par les enfants…

C'est aussi Sandor Ferenczi qui, au décours de son rêve du nourrisson savant, décrit la personnalité dite du *« faux self »,* ce Moi écrasé par la contrainte de la conformation sociale.

Mais Sandor Ferenczi sera aussi le pionnier de la clinique du traumatisme [3] et de la notion de clivage psychique dont la clinique contemporaine valide la pertinence comme l'illustrent le concept d'état dissociatif post-traumatique et les quelques vignettes qui vont suivre.

Et il faudra attendre, après les théoriciens anglo-saxons de l'attachement (Mélanie Klein, Donald Winnicott, Wilfred Bion, John Bowlby…), **Boris Cyrulnik** et son

---

[2] Sandor FERENCZI, 1933, *Confusion de langue entre les adultes et l'enfant*, suivi de *Le rêve du nourrisson savant* et d'extraits du journal clinique, in *Psychanalyse 4 Œuvres complètes*, t. IV : *1927-1933*, Payot, 1982

[3] Sandor FERENCZI, 1934, *Réflexions sur le traumatisme*, in *Psychanalyse 4 Œuvres complètes*, t. IV : *1927-1933*, Payot, 1982

œuvre[4] pour que se développe notre compréhension des psychotraumatismes autour de deux concepts :

- Celui de mémoire traumatique, cette mémoire implicite de l'indicible et de ses liens avec les émotions, rejoignant celui de dissociation, développé par Pierre Janet depuis 1900
- Et celui de résilience et de ses liens essentiels avec la notion d'attachement « sécure »

3. **Jacques Lacan** formulera autrement les propos de Ferenczi en évoquant dans un entretien du 31 mai 1957 avec Madeleine Chapsal, le poids du « bain de langage » et de son ambiguïté dans lesquels naît l'enfant : « *L'enfant à naître est déjà, de bout en bout, cerné dans ce hamac de langage qui le reçoit et en même temps l'emprisonne* »

4. **Le DSM 5** (*Diagnosic and Statistic Manual of mental disorders*, Version 5) : parfois qualifié péjorativement de *métrologie,* la **Médecine par les preuves** (« *Evidence-based Medicine* »), est issue du cartésianisme du Siècle des Lumières et du positivisme d'Auguste Comte à la fin du XIXe siècle. Elle est née de la nécessité d'avoir un langage commun pour communiquer et de disposer d'un outil commun à visée diagnostique, mais aussi d'indicateurs médico-économiques destinés à maîtriser les coûts exponentiels des dépenses de santé. S'agit-il de rationaliser le psychisme ? ou de rationaliser les soins ?...

Au risque de s'enfermer parfois dans un tel rationalisme sourd et aveugle au domaine du sensible, on voit émerger de possibles dérives scientistes dangereusement réductrices : comme si l'absence de preuves pouvait

---

[4] Boris CYRULNIK, 2019: https://www.youtube.com/watch?v=rd13inJYbQk

constituer une preuve de l'absence d'explications face à un fait réel encore inexpliqué… ?

Certaines écoles de pédopsychiatrie n'ont pas échappé à cette évolution, pouvant aller jusqu'à oublier le psychisme et l'expression du Sujet au profit de Troubles du neurodéveloppement d'origine exclusivement organique et/ou génétique…

Un tel clivage entre psyché et soma est d'ailleurs inscrit dans les Recommandations de la Haute Autorité de Santé (HAS) qui classent les thérapies non médicamenteuses selon qu'elles sont corporelles ou psychiques, sans jamais parler de *thérapies psychocorporelles*.

En réalité, c'est souvent un usage trop succinct de ce DSM 5 qui le réduit à un simple calcul de critères diagnostiques ou associations de symptômes apparents mais dont la dimension psychopathologique est effacée et le sens singulier souvent égaré : tyrannie de la mesure au détriment de la rencontre avec le Sujet ?...

Et c'est ici que la sophrologie et la phénoménologie viennent à point nommé pour nous inviter à accorder toute notre attention, sans jugement, à « ce qui émerge » dans la singularité de l'essence même du sens et de l'intentionnalité.

5. La « **nouvelle économie psychique** » de la « post-modernité » serait-elle la version contemporaine du *Malaise dans la civilisation* ?

Cette évolution de la société a donné lieu à de nombreuses controverses et publications par les philosophes et sociologues d'une part (Herbert MARCUSE [5], Alain EHRENBERG [6], Michel

[5] Herbert MARCUSE, 1966, *L'homme unidimensionnel*, Ed. de Minuit
[6] Alain EHRENBERG, 2010, *La société du malaise, le mental et le social*, 2010 Ed. Odile Jacob

MAFFESOLI[7]) et les psychanalystes d'autre part (dont Roland GORI[8], et Jean-Pierre LEBRUN[9] [10]…).

Sans entrer davantage dans cette question complexe, Maffesoli la définit comme la puissance (voire l'hypertrophie ?) d'un idéal communautaire dans lequel se dissoudrait le Sujet (« *Le Je fait place au Nous* »), là où les psychanalystes l'abordent davantage dans la dimension individuelle d'un narcissisme secondaire aux exigences sans limites, entre consumérisme et nouvelles technologies de communication.

La clinique des « Troubles du comportement » en ITEP

- Les Instituts Thérapeutiques Éducatifs et Pédagogiques ont pour mission d'accueillir, sur notification des Maisons de l'Autonomie[11], les jeunes en grande souffrance psychologique.

L'enfant, que son langage se soit développé normalement ou pas, n'a pas la maturation psychique lui permettant d'expliquer et encore moins d'analyser ses ressentis, il le manifeste au travers de troubles du comportement : les difficultés sont parfois repérées plus tôt mais, le plus souvent, c'est un enfant qui ne s'adapte pas au groupe classe, parfois dès l'entrée en maternelle, il n'en fait qu'à sa tête, agité, colérique avec parfois des crises de violence, surtout si l'on s'oppose à lui ou qu'il se trouve en situation de frustration ; il n'écoute personne, il est souvent

[7] Michel MAFFESOLI, 2021, *L'ère des soulèvements*, Ed. du Cerf

[8] Roland GORI, 2013, *La fabrique des imposteurs*, Ed. Les liens qui libèrent, https://www.youtube.com/watch?v=2FEtiA18lZU

[9] Jean-Pierre LEBRUN, 1997, *Un Monde sans limite*, Ed Erès

[10] Jean-Pierre LEBRUN, 2020, *Un immonde sans limite*, Ed Erès

[11] Anciennement Maisons des personnes handicapées

indisponible, dispersé et, de ce fait, il n'entre pas dans les apprentissages

Nombre d'entre eux sont diagnostiqués Trouble déficitaire de l'attention (rarement sans hyperactivité), et associés à des Troubles oppositionnels, et volontiers mis sous méthylphénidate avec des résultats variables, souvent un succès certain, parfois non, voire un renforcement des troubles et/ou un état dépressif ; un enfant peut en effet vivre mal de ne plus pouvoir acter sa souffrance dans une décharge motrice.

De tels troubles du comportement ne sont bien souvent que l'émergence symptomatique de la souffrance psychologique. C'est ici que le corps se fait langage au travers des passages à l'acte, l'enfant fuit souvent dans l'agitation d'importantes angoisses non verbalisables et, dans son agitation désordonnée, l'impulsivité de la peur les empêche de se poser et court-circuite l'accès à la pensée : l'agir se substitue à la pensée.

Le temps de la rencontre est essentiel pour dépasser les apparences des symptômes et accéder au sens, au pourquoi, comment… proposer des mots pour que l'enfant se reconnaisse dans le regard de l'autre, sans jugement, et soit en mesure de s'apaiser et, mettant du sens sur sa souffrance, puisse peu à peu en faire quelque chose au travers de son projet personnalisé de vie.

La question du diagnostic, si elle est importante pour penser sans enfermer et proposer éventuellement un traitement médicamenteux d'appui, n'est donc jamais centrale, d'autant que l'aménagement du Moi par le travail psychothérapeutique, psychocorporel et éducatif nécessite le respect a minima des symptômes…

En effet, comme les quelques vignettes cliniques qui suivent l'illustrent volontiers, l'enfant est avant le « sujet-symptôme » du dysfonctionnement de son environnement.

- Et c'est l'approche phénoménologique qui est au cœur de cet accès à la singularité du sens et à la psychopathologie, au travers de quelques vignettes cliniques d'ici ou d'ailleurs.

Pour la définir très simplement, la phénoménologie se veut prise de conscience, sans jugement, de l'expérience vécue et des contenus de conscience.

1. Lors de l'attentat de Nice du 14 juillet 2016[12], une mère et son nourrisson avaient échappé à la mort en roulant sous le camion meurtrier ; mais l'enfant avait par la suite présenté un état pseudo-autistique avec sidération et retrait relationnel. La cellule de psycho-traumatologie de la Fondation Lenval, dirigée par le Docteur Michèle Batista, vient de publier un rapport dont les résultats sont saisissants : 60% des enfants sont encore en état de stress post-traumatique près de 3 ans après les faits, et la fréquence de ces troubles est d'autant plus forte que l'enfant est jeune.

Comme si l'impossible accès au langage du tout petit ajoutait à la gravité des conséquences, surtout si le traumatisme survient autour de la période critique du huitième mois.

C'est dire l'importance d'un accompagnement précoce à la résilience, un accompagnement demandant de nombreuses années et une patience infinie.

[12] Michèle BATTISTA, *Psychotraumatisme et enfance*, https://www.youtube.com/watch?v=lu5WILHexL0

2. L'histoire de « Beth, l'enfant de la rage », accessible sur YouTube [13], est une belle démonstration de résilience obtenue au fil de nombreuses années d'un accompagnement sans faille malgré la gravité des troubles :

Beth, victime d'abus sexuels dès sa petite enfance, avait été adoptée avec son petit frère par un pasteur et son épouse. Devant l'importance des troubles des conduites qu'elle manifestait en tentant de blesser, voire de tuer, tout être vivant de son entourage, sans manifester la moindre émotion, Beth va bénéficier d'un suivi psychologique précoce et prolongé et, surtout, ses parents adoptifs maintiendront, en dépit des attaques subies, leur lien affectif avec elle : une sécurité affective qui lui permettra de se reconstruire et, au fil du temps, de renoncer à l'usage de cette violence envers autrui et de devenir une jeune femme épanouie.

Son état post-traumatique se caractérise par des « reviviscences », résurgences de ses souvenirs traumatisants mais exprimées d'une voix timide et monocorde, avec un visage atone, voire un peu gêné, se tortillant les cheveux, alors même qu'elle dit être terrifiée : mémoire coupée de la violence émotionnelle de l'abus, ces reviviscences « alexithymiques » (sans émotion) témoignent de ce clivage entre discours et ressentis que l'on rencontre fréquemment dans ces états post-traumatiques.

Le témoignage de Beth illustre aussi le lien entre introjection de la violence subie et nécessaire projection vers les autres pour tenter de s'en défaire : *« Il m'a fait mal, j'avais tout ça à l'intérieur de moi, je m'en rappelais et je faisais pareil, ça me donnait envie de blesser méchamment les gens »*.

---

[13] *Child of the rage:* https://www.youtube.com/watch?v=XPu457f75vU

3. Lorsque l'abus est plus tardif et que l'enfant peut bénéficier d'un espace de libre parole, l'émergence des ressentis s'enrichit, au fil du temps, d'éléments d'introspection encore plus précis : le témoignage de Véronique G.[14], abusée par un prêtre vers l'âge de 15 ans, et devenue psychologue par la suite, montre à quel point l'appropriation de la pensée et du langage (le symbolique) permet d'éviter le passage à l'acte moteur.

Le clivage est ici décrit comme une *vie dédoublée,* ressenti qu'*une partie de soi s'arrête de vivre*, comme sidérée, alors que *l'autre partie de soi continue à faire semblant de vivre*, avec ce sentiment de devoir survivre en se bâtissant *comme sur un grand trou noir*, dans *l'hypervigilance, la peur que ça recommence,* et le besoin d'une distance avec autrui pour construire *un espace de sécurité* mais dont on est *prisonnier.*

4. Ce travail d'émergence phénoménologique s'appuie sur l'importance de la biographie narrative et diverses médiations guidées par le désir de l'enfant, le dessin entre autres. Et seront fréquemment retrouvés :

➢ Des psychotraumatismes, qu'il est important de revisiter selon l'articulation lacanienne entre réel, symbolique et imaginaire :

Séparations précoces
Violences subies ou non, abus
Maladies, hospitalisations / angoisses de mort (8e mois)

[14] Véronique GARNIER, témoignage : https://www.youtube.com/watch?v=xiVEUMKUm70

➢ Des deuils dont on a sous-estimé le poids, des secrets de famille (hontes, non-dits…) et leur transmission transgénérationnelle dont l'approche pourra être plus systémique (thérapies familiales).
Les travaux de Nicolas Abraham et Maria Torok, suiveurs de Sandor Ferenczi, confèrent toute leur modernité aux concepts de *crypte psychique* et de *fantôme* dans leur œuvre « *L'écorce et le noyau* »[15].

➢ Enfin, possibles microtraumatismes répétés des confusions de langage entre adultes et enfants, les troubles de l'attachement : le lien insécure, le lien attaqué…

<u>L'observation de Mathieu est aussi l'occasion d'illustrer comment apprendre de ses erreurs</u>

Mathieu, né en 2007, a un frère de 2 ans plus jeune, et ce dernier est suivi pour un trouble du spectre autistique sans cause connue.

Les troubles du comportement de Mathieu sont apparus dès l'entrée en maternelle, et se majorent lors du passage en CP. Les difficultés de l'enfant peuvent s'expliquer par une dysphasie – trouble de la communication orale – associée à un trouble du développement des coordinations. Mathieu bénéficie d'une rééducation intensive en orthophonie, et de séances de psychomotricité.

Ses assises narcissiques sont fragiles, son estime de soi est mauvaise, et sa socialisation est compliquée par des ressentis de menaces de la part des autres enfants, il n'a confiance en personne et se cache volontiers. Un traitement médicamenteux d'appoint est proposé mais ses parents estiment que Mathieu n'a pas besoin de traitement.

---

[15] Nicolas ABRAHAM et Maria TOROK, 2009, *L'écorce et le noyau*, Ed. Flammarion, Coll. Champs et essais

Mathieu est un passionné de dinosaures, c'est le thème préféré de ses dessins :

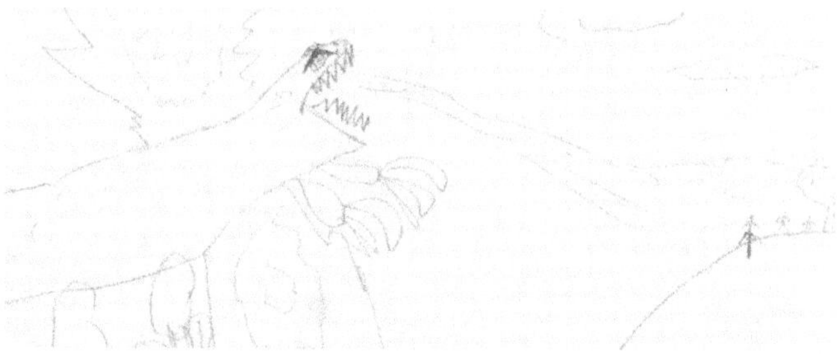

Parfois, il peut s'identifier à eux et pousser des cris d'animaux, certains dessins s'avèrent plus violents et désorganisés :

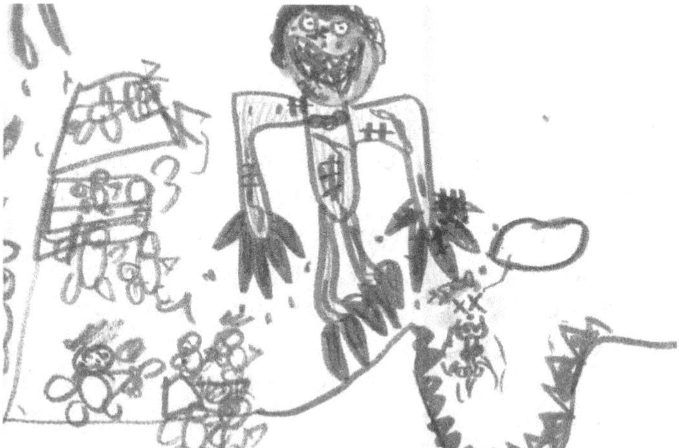

Les parents sont tous les deux en souffrance depuis leur enfance, et le couple parental vit une séparation conflictuelle, voire violente (entre réalité et imaginaire ?) ne permettant pas d'entendre le mal-être de Mathieu, qui peut aussi se sentir délaissé par les soins dont Alex a besoin. Les enfants sont pris dans les enjeux parentaux.

Un traitement est initié et apaise transitoirement Mathieu, et son dessin traduit cet apaisement, et évoque même la possible symbolique d'un ancrage représenté par les racines s'enfonçant dans la terre ?

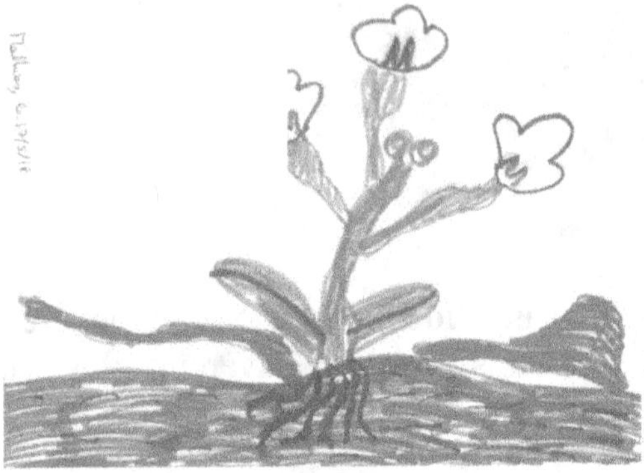

Mais les parents ne souhaitent pas poursuivre l'essai thérapeutique. Alors, pour tenter d'aider Mathieu à se préserver dans un espace de sécurité, à renforcer ses enveloppes psychiques, et m'appuyant sur l'ancrage des racines dans la terre, je lui propose un exercice de sophrologie, celui de l'arbre qui s'achève en descendant les bras de chaque côté du corps, comme représentation d'une bulle de sécurité, à l'image d'un œuf avec sa coquille protectrice.

Aussitôt, une expression sardonique envahit le visage de l'enfant qui se regroupe sur lui-même et fait mine d'avoir de grandes griffes en lieu et place des doigts ; et voilà que ces grilles viennent fendre la coquille imaginaire, et c'est en tyrannosaure que Mathieu s'échappe pour attaquer ses pairs. Personne ne sera bien sûr dévoré…

Par-delà la dysphasie, cet enfant a de grandes difficultés à accéder au symbolique tel qu'un jeu de faire-semblant, et cette expérience malencontreuse d'émergence délirante montre clairement ce qu'est une « conscience pathologique » et les précautions que doivent prendre les sophrologues avec des enfants présentant de tels troubles de la personnalité.

Mathieu poursuit son chemin sans traitement, de persécuté il devient parfois harceleur car les troubles restent latents ; des dinosaures, il est passé à l'écologie sans humains et se soutient par ses investissements scolaires ; la vigilance reste de mise.

Pourquoi « enfant sans repos » et non « hyperactif » ?

Pour nombre de nos jeunes accueillis en ITEP, l'agitation est bien souvent une fuite éperdue face à des angoisses envahissantes, notamment des angoisses de mort : l'enfant ne peut pas se poser, il n'est pas disponible du fait de ces troubles envahissants : il ne s'agit pas d'un déficit attentionnel mais d'une *indisponibilité attentionnelle*.

Et c'est là, dans cet appel à la rencontre, que prennent place les modalités premières de l'attachement.

Pour que l'enfant puisse s'interrompre et que la relation s'établisse, il importe d'établir un contact oculaire, de capter, d'accrocher le regard de l'enfant pour lui permettre de se poser, d'être dans une présence à l'autre.

Les yeux ne sont-ils pas les fenêtres de l'âme ?

Qu'en est-il du regard dans notre société, dans sa temporalité accélérée et chaotique ?

Animal / Homme, Nature / Culture : les processus d'attachement

Sans dénier l'importance des autres modalités sensorielles des interactions sociales précoces (les sons et la proprioception notamment), que nous disent, de l'animal, de l'homme, les avancées actuelles de nos connaissances ?

1. **Nos perceptions nous trompent, elles sont relatives**

- Konrad Lorenz (1903-1989)[16], surnommé le Père des Oies, a été un des grands pionniers de l'éthologie, science du comportement animal.

Il a démontré la puissance du premier regard par le phénomène de l'***Imprinting*** : en se plaçant comme premier contact oculaire d'oisillons sortant de l'œuf, il en est resté la figure parentale indélébile et de nombreuses vidéos le montrent suivi dans chacun de ses mouvements par les oies devenues adultes.

Cette puissance du premier regard est-elle à l'œuvre dans le phénomène de captation de l'attention par les écrans qui nous entourent ?

C'est sans doute un des fondements du sentiment d'appartenance sociale.

- Pour autant, l'évolution des espèces a permis le développement de capteurs sensoriels adaptés aux spécificités du milieu dans lequel vit un individu : l'appareil visuel d'un être humain n'a rien à voir avec celui des abeilles.

C'est le concept de « monde propre » ou « *Umwelt* » décrit par Jakob von Uexküll (1864-1944) et Thomas Sebeok (1920-2001).

Les perceptions sont dépendantes de notre adaptation au monde qui nous entoure, et notre subjectivité même pourrait aussi dépendre de nos expériences précoces, l'enfant pouvant considérer comme normal des comportements de son milieu pourtant jugés toxiques.

---

[16] Konrad LORENTZ, 1970, *Trois essais sur le comportement animal et humain,* Ed du Seuil, Coll. Points

2. L'attachement oculaire et la reconnaissance faciale chez l'enfant

Cette capacité à échanger un regard est un élément clé de la clinique humaine : la recherche d'un contact oculaire et d'une capacité du nouveau-né à suivre le doigt du regard permet d'apprécier le comportement normal de l'enfant.

Divers travaux, et notamment ceux de Goren et al en 1975[17], ont montré que, dès la naissance, l'attention du nouveau-né se portait plus longtemps sur des représentations schématiques du visage respectant sa structure physiologique en « T », c'est-à-dire la barre horizontale des yeux soutenue par la ligne verticale du nez et de la bouche.

Les travaux d'Andrew Meltzoff et Jean Decety[18] sur les processus de la cognition sociale et de l'empathie, cette capacité à percevoir le ressenti d'autrui, ont très tôt montré que, dès la naissance encore, le bébé est capable de percevoir, distinguer et imiter nombre d'expressions faciales des émotions, support des interactions sociales (tristesse, étonnement, dégoût …).

Le caractère inné de ces compétences du nouveau-né montre que le capital génétique de tout être vivant comporte des prérequis, en quelque sorte un canevas sur lequel vont s'inscrire les interactions sociales.

---

[17] C. Goren et al, 1975, *Visual following and pattern discrimination of face-like stimuli by newborn infants.* Pediatrics, 56, 544-549, in *Le développement de la reconnaissance des visages : modularité, apprentissage et pré-organisation* https://intellectica.org/SiteArchives/archives/n34/34_4_Scania_de_Schonen.pdf

[18] Andrew N. MELTZOFF et Jean DECETY, 2003, *Imitation and social cognition,* Phil. Trans. R. Soc. Lond. B ; https://www.ncbi.nlm.nih.gov/pmc/articles/PMC1351349/pdf/12689375.pdf

De fait, les études d'imageries fonctionnelles ont bien souligné que le développement cérébral s'effectue selon une trajectoire qui, dans le temps et dans l'espace, privilégie prioritairement les régions cérébrales les plus nécessaires, à savoir l'aire occipitale de la vision et l'aire centrale de la motricité, avant de poursuivre vers les aires associatives avec le langage et, en tout dernier, les régions frontales de « l'administrateur central » et des fonctions exécutives – ce dernier a été souvent considéré, par son apparition tardive dans l'évolution des hominidés, comme le cerveau de la culture, à même d'être comme un frein à l'impulsivité des instincts par ses capacités réflexives, anticipatrices et stratégiques.

Cette organisation temporo-spatiale de la maturation cérébrale souligne l'importance des interventions précoces, lors de « fenêtres d'opportunité thérapeutique », pour que la fonction soutienne l'organe au moment opportun (un chaton laissé dans l'obscurité risque en effet de rester définitivement aveugle).

3. Les prérequis sociaux, engrammes génétiques

Michel Jouvet[19], au cours de ses recherches sur le sommeil, avait souligné que le sommeil paradoxal, alors associé à la survenue des rêves, était apparu, au cours de l'évolution des espèces, lors du passage de la poïkilothermie (animaux à sang froid) à celui d'homéothermie (animaux à sang chaud), et qu'il pouvait être le support de la plasticité cérébrale et sans doute de l'épigénèse.

Le lézard dont la queue est coupée voit celle-ci repousser à l'identique. Alors que le sommeil paradoxal est quant à lui le moment d'une intense activité psychique et,

[19] Michel JOUVET 1992 : *Le sommeil et le rêve* : https://www.youtube.com/watch?v=pigiYAw0MLc

concomitamment, d'une activation massive de la synthèse protéique intracellulaire ; et Michel Jouvet émettait l'hypothèse qu'il pouvait s'agir d'un moment privilégié de « répétitions à blanc » de comportements d'espèces, éventuellement dans une confrontation aux évènements du jour dans une visée adaptative.

Sa collègue Marie-José Challamel [20] avait mis en exergue la richesse des expressions faciales des émotions chez le nouveau-né, et plus particulièrement le *sourire aux anges* associé au sommeil paradoxal (dit en fait « agité ») du tout petit : sourire yeux fermés, parfois unilatéral, jamais adressé comme le sera le *sourire-réponse* du nourrisson adressé conjointement avec le regard en guise de communication non verbale.

Il en est de même pour les réflexes archaïques comme le réflexe de marche, de préhension... qui semblent constituer des prérequis génétiques dont la destinée est d'être investis, développés et humanisés par les processus d'attachement, leur conférant alors tout leur sens dans la dynamique des interactions sociales.

Le caractère inné de ces compétences du nouveau-né montre que le capital génétique de tout être vivant comporte des prérequis.

4. Des singes à l'homme : Nature ou Culture ?

- Les expériences de Harry Harlow [21] sont déjà anciennes (1958) et leur protocole ne serait sans doute pas validé aujourd'hui du fait de leur violence psychique envers l'animal.

---

[20] Marie-José CHALLAMEL, 1988, *Les mimiques du nouveau-né pendant le sommeil*
https://www.youtube.com/watch?v=7EQI9Y1acu0

[21] Harry HARLOW, 1958,
https://www.youtube.com/watch?v=OrNBEhzjg8I&t=256s

De jeunes macaques en carence de soins maternels sont confrontés à deux représentations maternelles, l'une en forme de cylindre de grillage métallique mais porteuse d'un biberon de lait, l'autre dont le cylindre grillagé est enveloppé d'une fourrure. Le bébé macaque va préférer la mère lui paraissant la plus réelle, négligeant alors le biberon qui assurerait sa survie.

En situation de grand danger, attaqué et terrorisé dans sa cage par un humanoïde métallique digne d'Halloween, grinçant et cliquetant dans sa direction, le petit macaque court à nouveau se réfugier vers la figure maternelle en fourrure à laquelle il s'agrippe avec force.

Par contre, si le jeune macaque a vécu au préalable des expériences sécurisantes, il va dans un premier temps se réfugier sur la fourrure mais, très vite, il peut s'en détacher, se retourner et faire face : l'effroi disparaît de son visage et fait place à une expression beaucoup plus assertive, comme s'il était prêt à s'opposer à son attaquant.

L'accompagnement par une figure parentale bienveillante sécurise le petit et lui donne la capacité de s'approprier la confiance reçue pour s'affirmer dans une stratégie défensive plus adaptée.

L'attachement « sécure » est un facteur essentiel de résilience face aux menaces de l'existence

- L'Alpha-Gorilla, « *Dad of the year* »[22] : la loi de la Jungle ?

Dans cet enregistrement accessible sur Internet, le comportement du *Grand dos argenté* face à l'agitation motrice de son petit illustre bien cette notion de *présence bienveillante,* cette force tranquille qui entoure le jeune gorille dans ses diverses expériences sensori-motrices, se

[22] Alpha-Gorilla, "*the dad of the year*": https://www.youtube.com/watch?v=w5ZXH1VkILY

balançant au bout d'une liane, pouvant donner une tape à son père, s'en servir comme d'un trampoline… L'adulte reste calme et enveloppant, puissant et doux à la fois, parfois une chiquenaude pour se protéger… mais il n'y a ni escalade de soumission ni escalade de confrontation, ces cercles vicieux où peuvent nous entraîner les troubles oppositionnels ou passages à l'acte violents de certains de nos jeunes.

Contenance sans contention… L'Alpha Gorilla serait ainsi irrésistible auprès de ces dames ! Malgré une certaine inquiétude de la mère dépossédée de son petit, mais au bénéfice d'une possible triangulation silencieuse de regards croisés qui n'est pas sans rappeler le complexe d'Œdipe des humains…

- Et les petits d'hommes du Mont Lozère ?

Finalement, les scientifiques affirment volontiers que l'ontogénèse récapitule la phylogénèse (le développement de tout être humain comporte les acquis de l'évolution des espèces). Même s'il convient de se méfier d'une dérive anthropomorphique, il est intéressant de constater bien des similitudes entre

- d'une part les installations et portiques du zoo de Kyoto permettant aux adultes d'accompagner et de sécuriser les expériences et voltiges des jeunes gorilles
- et d'autre part, l'aire de jeux installée à l'ITEP de Béziers pour favoriser les expérimentations sensorimotrices des jeunes qui y sont accueillis, accompagnés de leurs éducateurs.

Temps accompagné permettant de structurer les temps transitionnels susceptibles de désorganiser les enfants les plus fragiles,

Temps de mise en jeu du corps pour étayer le Moi corporel et développer les habilités motrices et plus particulièrement les coordinations visuomotrices,

Temps de confrontation au défi des limites et, face aux risques, apprentissage de l'attention au corps, à soi et aux autres,

Enfin, au sommet, enfant enfin posé, posé par l'exigence d'une attention à soi, à son corps, à sa vie, dans la fierté de la réussite.

ALORS ?
NATURE ne deviendrait-elle pas CULTURE par la grâce de l'attachement ?

Nous avons en effet, dès avant notre naissance, tous les outils de notre socialisation, ces prérequis sociaux engrammés dans notre patrimoine génétique, pour peu qu'un attachement sécure leur prête vie et sens, comme « la fonction crée l'organe ».

L'éthologie, science du comportement animal, nous pousserait-elle à formuler que bien des animaux pourraient s'avérer plus « cultivés » que bien des humains ?

L'opposition Nature / Culture a-t-elle encore un sens si cette dialectique ne s'inscrit pas dans la dynamique de l'attachement et des interactions sociales qui en découlent ?

Dès lors, le malaise dans la civilisation, cette nouvelle économie psychique, cette société dystopique de la post-modernité, ne traduisent-ils pas avant tout une menace sur les liens entre les hommes, au travers du Nous qui dénie le Je, au travers d'une relation d'objet sans altérité ?

Les controverses actuelles sur la « déconstruction » ne font-elles pas l'impasse de la ***destructivité*** qui vient mettre à mal les liens d'attachement entre les hommes ?

Pour conclure dans l'esprit de la sophrologie et rappeler l'importance du souffle dans nos pratiques, peut-être faut-il laisser la parole à François Cheng qui nous rappelle, dans son livre « *Le temps du vide médian* »[23], que ce vide médian, loin de n'être qu'un manque à être, est porteur du souffle créateur :

> Nommer toute chose à part
>   Est le commencement de tout
> Mais dire ce qu'il surgit d'entre elles
>   Toujours neuf et imprévu
>   C'est chaque fois recommencer le monde…

---

[23] François CHENG, 2009, *Le livre du vide médian*, Ed. Albin Michel Spiritualités

LA PLACE DU CORPS DANS LA THÉRAPIE EMDR

Nedjma MOHAMMEDI

La Thérapie EMDR traite le Trouble du Stress Post Traumatique unique ou complexe. Dans le Trouble de Stress Post Traumatique Complexe, le Thérapie EMDR s'effectue toujours après une phase de stabilisation.

Les évènements traumatiques non intégrés produisent chez la personne des croyances négatives dévalorisantes, destructrices et perturbantes à propos d'elle-même et du monde ; des symptômes corporels douloureux, désagréables inexpliqués par les évènements du présent et sans substrat organique pathologique ; des émotions négatives dont l'intensité est disproportionnée par rapport aux situations du présent ; des comportements inadaptés et invalidants. Les effets destructeurs des traumatismes sont à proportion de leur intensité, de leur durée et de leur répétition.

La théorie polyvagale de PORGES

La Théorie polyvagale de PORGES apporte un éclairage sur la compréhension des mécanismes neurophysiologiques présents lors d'un traumatisme. Pour PORGES, notre Système Nerveux Autonome a trois modes de réponse :

1- Le mode d'engagement social et du lien social lorsque l'on se sent en sécurité (système vagal parasympathique ventral).

2- Le mode de mobilisation pour répondre au danger (système sympathique).

3- Le mode d'extinction ou d'effondrement quand il est impossible d'échapper au danger (système vagal parasympathique dorsal).

En situation de sécurité et de lien social adapté, notre système vagal parasympathique ventral est actif.

En situation de danger, notre système sympathique est activé. Il nous permet d'agir et retrouver un état de sécurité.

Dans l'impossibilité de se mettre en sécurité, notre système vagal parasympathique dorsal s'active et produit un figement.

Durant l'évènement traumatique, la personne peut passer d'un état hyperactivé (c'est l'activation du système sympathique) à un état hypo-activé (c'est l'activation du système vagal parasympathique dorsal). Ces états peuvent perdurer dans le temps. La réactivation du système vagal parasympathique ventral pour retrouver un sentiment de sécurité devient difficile pour le sujet du fait qu'il existe chez lui un déficit d'autorégulation et/ou d'inter-régulation émotionnelle.

Le thérapeute EMDR doit être en mesure de repérer chez le patient ces états d'hyper et d'hypo-activation tant dans leur expression corporelle, émotionnelle, cognitive que sensorielle ; ceci avant et pendant le traitement en EMDR.

Après le traitement des traumatismes, le patient devient plus apte à s'auto et s'inter-réguler, ce qui lui donne une stabilité dans sa vie de tous les jours et une capacité à rester ou revenir rapidement dans son système parasympathique vagal ventral.

Tout traitement d'un Trouble de Stress Post-Traumatique complexe passe par une phase de stabilisation. Cette phase consiste à réduire les symptômes négatifs envahissants et à élaborer chez le patient des compétences par la mise à jour de ressources existantes ou la création et l'installation de nouvelles ressources.

La Thérapie EMDR (*Eye Mouvement Desensitization Reprocessing*)

Bref historique :

En 1987, Francine SHAPIRO fait le lien entre la disparition d'émotions perturbantes et le fait de balayer du regard l'environnement de droite à gauche. Sa première étude est publiée en 1989 dans « *Journal of traumatic stress studies* ».

À cette époque, Francine SHAPIRO rencontre Wolpe ; l'inventeur de la désensibilisation systématique (Thérapie Cognitivo-Comportementale).

Wolpe confirme une diminution de l'anxiété chez le patient après une première séance d'EMDR pratiquée par lui-même et son équipe.

À ce jour, les études sont nombreuses et confirment l'efficacité de l'EMDR dans le Trouble de Stress Post Traumatique (TSPT) simple et complexe.

La thérapie s'intitule d'abord EMD (*Eye Mouvement Desensitization*). Francine SHAPIRO l'enrichit en y incorporant la composante cognitive et y intègre le retraitement de l'information ; elle devient EMDR (*Eye Mouvement Desensitization Reprocessing*).

Description de la thérapie EMDR

La temporalité :

En thérapie EMDR, le protocole tient compte de la temporalité (le passé, le présent et le futur). En règle générale, le thérapeute commence à traiter les évènements du passé en EMDR, puis les symptômes persistants dans le présent et enfin les scénarii futurs.

Description du protocole EMDR

Le protocole EMDR se déroule en 8 phases. Dans toutes les phases, le thérapeute doit être en posture d'alignement et d'ancrage corporel, dans une écoute et présence attentive de tout le matériel somatique, psychique, émotionnel et sensoriel présent, tout en restant à l'écart du processus. Le thérapeute EMDR intervient lorsque le processus est bloqué. Ses interventions doivent être brèves, concises et amener le patient à trouver lui-même le moyen de débloquer la situation et remettre le processus de traitement en route.

Phase 1 : L'anamnèse

Dans cette phase, le thérapeute fait de la psychoéducation. Il construit la relation et prépare le patient à la thérapie. Le thérapeute donne au patient des informations validées sur le traumatisme et la dissociation traumatique. Le thérapeute explique l'EMDR en termes adaptés à l'âge, au niveau culturel et intellectuel du patient. Il définit les urgences à traiter. Il évalue les compétences relationnelles du patient.

Dans l'anamnèse, le thérapeute recueille l'histoire du patient. Le thérapeute recherche les contre-indications de la thérapie EMDR ; la présence ou non d'un trouble dissociatif d'origine traumatique. Le thérapeute met en lumière les ressources passées et présentes du patient. Cette recherche est indispensable car seule la présence de ressources suffisantes permet de commencer la thérapie EMDR.

À partir de ce recueil, le thérapeute pointe avec le patient les évènements traumatiques à traiter et établit un plan de ciblage. La cible à traiter est un évènement traumatique dont le patient a conscience. L'évènement traumatique est encodé sous différentes formes (image, croyance, émotion, sensation corporelle, ressenti sensoriel). Les stimulations corticales bilatérales (les mouvements oculaires) induisent un processus associatif issu de cet évènement cible. On considère que le traitement de la cible est terminé lorsqu'il n'y a plus de matériel négatif. L'évènement traumatique traité devient un souvenir neutre.

Phase 2 : La préparation

Le thérapeute installe chez le patient le « Lieu Sûr » et le « Contenant ». « Le Lieu Sûr » est un lieu réel ou imaginaire où le patient se sent bien et en sécurité. Le « Contenant » est une représentation réelle ou imaginaire d'un objet dans lequel le patient peut mettre en attente des cibles à traiter.

Le « Lieu Sûr » et le « Contenant » sont des ressources. Elles permettent au patient de prendre de la distance face aux affects douloureux. Ainsi, le patient peut fonctionner au mieux dans le présent. Le thérapeute indique au patient qu'il peut à tout moment stopper la séance. Le thérapeute et le patient définissent d'un commun accord le signe stop (lever la main, dire le mot « stop »…).

Phase 3 : L'évaluation

À partir de l'évènement traumatique, le thérapeute s'intéresse à l'image, à la cognition, à l'émotion ainsi qu'à la sensation corporelle, encore actives dans le présent chez le patient.

L'image : Le thérapeute demande au patient de se connecter à l'évènement traumatique et d'extraire l'image la plus chargée émotionnellement pour lui. L'émotion active dans le présent est l'inducteur le plus fréquemment utilisé pour accéder à l'image la plus perturbante.

La cognition négative : Le thérapeute demande au patient de regarder l'image et de dire quels sont les mots qui lui viennent à l'esprit qui disent quelque chose de négatif à propos de lui-même qui résonnent encore comme vrai aujourd'hui. Exemple : « *je suis en danger* »

La cognition positive : Le thérapeute demande au patient de trouver le corollaire positif de la cognition négative. Plutôt que de penser (cognition négative), le thérapeute demande au patient de regarder l'image et de dire ce qu'il préférerait penser de lui maintenant. Exemple : « *je suis en sécurité* ».

La VOC (validité de la cognition) : Le thérapeute demande au patient d'évaluer, dans le présent sa croyance à la cognition positive sur une échelle de 1 à 7 (1 étant complètement faux et 7 complètement vrai), quand il laisse venir à son esprit l'image douloureuse.

L'émotion : Le thérapeute demande au patient de nommer la ou les émotions présentes quand il laisse venir à son esprit l'image et la cognition négative.

Le SUD (subjective unit of distrem : niveau de perturbation) : Le thérapeute demande au patient de mesurer sur une échelle de 0 à 10 (0 étant aucune perturbation et 10 étant le niveau de perturbation le plus haut qu'il puisse imaginer), à combien il évalue son niveau de perturbation qu'il ressent **maintenant** quand il laisse venir l'image, la cognition négative et l'émotion.

Le niveau corporel : Le thérapeute demande au patient de localiser dans son corps le ressenti de cette perturbation.

Phase 4 : La désensibilisation

Avant de donner la consigne de départ pour débuter la désensibilisation, en utilisant les mouvements oculaires bilatéraux, le thérapeute et le patient s'installent à une distance sécurisante pour eux deux. Puis, le thérapeute fait un rappel du « stop » que le patient peut utiliser à tout moment lors de la désensibilisation.

Une fois, ce rappel fait, le thérapeute donne au patient la consigne de départ pour commencer la désensibilisation. Le patient est invité à se connecter à l'image, la cognition négative, l'émotion, la sensation corporelle puis suivre avec les yeux les doigts du thérapeute.

Le thérapeute fait des pauses à des moments bien précis. Lors des pauses, le patient exprime ou pas ce qui est lui est venu, puis le thérapeute reprend les stimulations. Les stimulations bilatérales alternent avec les pauses jusqu'à obtenir un SUD à 0 ; c'est l'épuisement d'un canal. Le rythme des stimulations varie en fonction de ce que le thérapeute observe et ce qui se passe dans le processus. Aucune remarque ni interprétation n'est faite sur le contenu de ce qui vient pendant le processus, lors des stimulations bilatérales. Le thérapeute et le patient en prennent acte et continuent le retraitement jusqu'à ce qu'il n'y ait plus de matériel négatif.

Phase 5 : L'installation

Lorsque le SUD est à 0, le thérapeute demande au patient de relier la cognition positive avec l'image initiale et de vérifier si la cognition positive est toujours adaptée ou s'il préfère dire les choses autrement (nouvelle cognition positive).

Ensuite, le thérapeute demande au patient d'évaluer sur une échelle de 1 à 7 (1 étant complètement faux et 7 complètement exact) son niveau de croyance à la cognition positive en laissant revenir l'image initiale.

Le thérapeute demande au patient de garder ensemble l'image initiale et la cognition positive et reprend les stimulations bilatérales. Le thérapeute continue l'installation tant que le matériel se modifie et devient plus adapté.

<u>Phase 6</u> : Le scanner corporel

Le thérapeute demande au patient de reprendre l'image initiale, la croyance positive et de passer en revue tout son corps pour repérer d'éventuelle(s) sensation(s) agréable(s) ou désagréable(s). Le thérapeute installe toute(s) sensation(s) agréable(s) et désensibilise toute(s) sensation(s) désagréable(s) en reprenant les stimulations bilatérales.

<u>Phase 7</u> : La clôture

Le thérapeute invite le patient à identifier ce qui est différent pour lui, ses prises de conscience ainsi que les éléments forts de la séance.

Les séances inachevées se terminent par le « Lieu Sûr ». Le patient doit repartir de la séance apaisé et ancré. La sécurité du patient est primordiale.

Le thérapeute explique au patient que le travail effectué peut se poursuivre dans les jours à venir (des rêves ou cauchemars, sensations, de nouvelles intuitions peuvent venir...). Le patient a pour consigne de remarquer ce qui vient. Ce matériel peut se travailler la fois prochaine si nécessaire. Si le patient a la moindre inquiétude ou questionnement, le thérapeute peut laisser au patient la possibilité de le rappeler.

<u>Phase 8</u> : La réévaluation

Le thérapeute fait le point avec son patient sur ce qui s'est passé entre les deux séances. Si la séance était terminée la fois précédente, le thérapeute demande au patient d'évaluer à nouveau son niveau de perturbation en reprenant l'image initiale. Si le niveau de perturbation est supérieur à 0, le thérapeute reprend le retraitement.

Si la séance était inachevée, le thérapeute demande au patient d'évaluer son niveau de perturbation en reprenant l'image initiale, de repérer et nommer l'émotion ainsi que la localisation corporelle de la perturbation puis le thérapeute reprend la désensibilisation.

Le Corps dans la Thérapie EMDR

L'observation du corps sert à repérer les réponses défensives de mobilisation qui n'ont pas été exécutées au moment de l'évènement traumatique. Le thérapeute repère les actions qui pourraient être « terminées ». Ce sont les signes d'hyperactivation comme : les tensions dans les épaules, les bras ou les mains (probablement une réponse de combat incomplète), une tension dans les jambes (probablement une réponse de fuite non réalisée ou non terminée).

L'observation du corps sert à repérer les réponses défensives d'immobilisation au moment de l'évènement traumatique. Ce sont les signes d'hypo-activation comme : le figement, l'effondrement de la cage thoracique et des épaules ; le regard absent et/ou dirigé vers le bas ; le blocage des articulations ; la difficulté voire l'impossibilité à parler ; une intonation de la voix plus basse…

L'observation du corps sert à repérer les signes physiques de bien-être : ce sont les ressources corporelles comme la détente ; la respiration profonde, régulière et ample ; l'alignement de la colonne vertébrale ; l'ancrage des pieds, la détente des muscles…

Les expériences physiques sont souvent en dehors du champ de conscience du patient. Certains patients ne sont pas conscients de la connexion entre les tendances physiques et les problématiques psychologiques. Les représentations corporelles du patient peuvent être négatives. Le patient peut être déconnecté de son corps. Le patient peut ressentir de la colère envers son corps du fait de son incapacité à le contrôler.

Les patients traumatisés complexes peuvent être déclenchés par les interventions qui accèdent au corps trop rapidement. Les expériences traumatiques non traitées ont un effet dérégulant. Aussi, le seul fait de ressentir une sensation ordinaire (accélération du rythme cardiaque, mouvement de la tête…) peut déclencher une activation traumatique.

Le thérapeute doit évaluer si la connexion au corps est confortable ou non pour le patient. La reconnexion au corps par le patient doit être sécurisante, se faire en pleine conscience, être graduelle, respecter le rythme et les limites du patient.

Durant la phase de stabilisation, il est important que le thérapeute aide le patient à trouver les corollaires physiques aux affects positifs pour accéder aux ressources corporelles. Le thérapeute pose un cadre sécurisant pour l'exploration du corps par le patient. Les expériences positives sont tout aussi importantes à identifier que les expériences traumatiques.

Le thérapeute demande au patient de se souvenir d'un moment présent ou passé où il s'est senti bien dans son corps. Les évènements positifs font l'objet d'un protocole EMDR de renforcement et d'intégration des ressources.

Durant la phase de désensibilisation en Thérapie EMDR, toutes les mobilisations, les tendances à l'action, les immobilisations, tous les figements liés à l'évènement traumatique traité, apparaissent et sont intégrés. Ainsi, l'expérience corporelle manquante (les actions défensives efficientes adaptées) se rétablit et produit chez la personne un soulagement et un sentiment de triomphe vis-à-vis du danger. Cet « acte de triomphe » peut se vivre en cours et/ou en fin de phase de désensibilisation. Le thérapeute observe le corps à chaque instant en étant attentif à tous ces changements sans les interpréter.

Le thérapeute continue les stimulations bilatérales tant qu'il y a du changement. Il observe, adapte les stimulations et laisse faire le processus jusqu'à ce que le corps s'apaise.

Durant la phase de scanner, lorsque la sensation décrite est agréable, le thérapeute va aider le patient à ancrer et étendre cette expérience positive à tout le corps en utilisant les stimulations bilatérales.

Conclusion

Le traitement du Trouble du Stress Post-Traumatique nécessite d'être bien formé à la thérapie EMDR, de bien connaître les mécanismes du traumatisme et de la dissociation structurelle. La posture psychique et physique du thérapeute est primordiale dans le traitement du Trouble du Stress Post-Traumatique. La résolution du Trouble du Stress Post-Traumatique nécessite l'intégration de toutes les mémoires traumatiques et particulièrement des mémoires corporelles.

La thérapie EMDR est efficace et doit être pratiquée avec prudence chez les patients souffrant d'un Trouble de Stress Post-Traumatique Complexe en les maintenant dans un état de sécurité renforcé et constant.

BIBLIOGRAPHIE

Francine CHAPIRO. (2007). *Manuel d'EMDR, Principes, protocoles, procédures,* InterEditions

Francine CHAPIRO, Margot SILK FORREST (2005). *Des Yeux pour Guérir. EMDR : la thérapie pour surmonter l'angoisse, le stress et les traumatismes*, Edition du Seuil

PORGES SW. (2011) *The polyvagal Theory. Neurophysiological foundations of emotions, attachment, communication and self regulation.* New York, Norton

Bessel VAN DER KOLK. (2018). *Le Corps n'oublie Rien le cerveau, l'esprit et le corps dans la guérison du traumatisme*. Edition Albin Michel.

Pat OGDEN, Kékuni MINTON et Clarc PAIN. (2015). *Le Trauma et le Corps*. Une approche sensorimotrice de la psychothérapie. Edition De Boeck.

CONFINEMENT / DÉCONFINEMENT : TRAVAIL SUR LES DISTANCES EN SOPHROLOGIE

Chantal BIWER

Introduction

Début 2020, l'arrivée de la pandémie du coronavirus covid19 a précipité le devenir de notre planète, son écosystème et ses habitants, dans un processus de changement brutal. Jusqu'alors seule la littérature de science-fiction, avait, le temps d'un roman ou d'un film, pu laisser imaginer, pareil scénario catastrophe. En effet, le virus fait chavirer les équilibres sociétaux, jusqu'à des points de rupture sans perspective d'avenir. Un profond état de chaos, lié à la réalité de la perte de milliers, voire de millions, de personnes en l'espace de quelques mois est très préoccupant.

Le monde est en état d'urgence. La nécessité de faire face à l'anéantissement par le virus et / ou ses effets collatéraux est sur toutes les lèvres. Sauver la vie, sauver sa vie, devient l'affaire de tous et de chacun, à l'échelle de la planète. Même si tout au long de l'histoire de l'humanité, des populations entières ont été décimées par les grandes épidémies et pandémies. La dernière est la grippe espagnole. Elle débute pendant la première guerre mondiale de 1914-1918 et laisse bien des familles endeuillées du fait de l'absence de traitement. Le fait est que nous ne sommes jamais préparés à vivre de pareils dangers mortels. Pour autant, des mesures de protection ont toujours existé, la mesure de quarantaine serait la plus ancienne ; vient ensuite la vaccination. Concernant la covid 19 la recherche de vaccins déjà en cours sur ce type de virus va être la priorité de la communauté scientifique mondiale dès janvier 2020.

Au niveau mondial, l'ensemble des instances gouvernementales s'est mobilisé pour mettre en place un plan de lutte et de protection adapté à ce nouveau virus. Ainsi en France c'est par la promulgation de lois, et d'un ensemble de mesures tel que : le confinement, la régulation de la vie sociale par la limitation des distances des déplacements, la distanciation sociale à la hauteur de 1 mètre entre les individus, le couvre-feu, le port de masque, le lavage des mains, l'application de gel hydroalcoolique, puis la vaccination à partir de janvier 2021 ont été appliquées.

Un énorme travail psycho-affectif et mental a été nécessaire pour pouvoir mettre en place et appliquer ces mesures sanitaires et sociales et ainsi transformer dans les moindres mouvements et les moindres déplacements pour chaque personne. C'est tout notre mode de vie relationnelle, familiale, sociale et culturelle qu'il s'est agi d'adapter. Il est indéniable que l'ensemble de ces mesures sont venues modifier, dans le fond comme dans la forme, du jour au lendemain, notre rapport à nous-mêmes, aux autres et à notre environnement. L'absence de toucher a limité au seul regard le contact avec les autres Cela a déstabilisé bon nombre entre nous. Les mesures imposées ont entrainé un malaise sociétal largement relayé dans les médias. Malgré les évolutions en matière de lutte et de prévention des maladies infectieuses, notre pays à la suite de la pandémie de la grippe espagnole, ne s'est pas doté en dépit de son vécu douloureux en perte humaine, par exemple, d'une journée annuelle de formation consacrée à l'éducation de gestes d'hygiène simples en cas d'épidémie ou de pandémie Avions-nous le bagage suffisant : physique affectif et mental pour faire face à un tel malaise au sein de notre civilisation ? je pense que non. Et pourtant, fort heureusement, nous avons tous sans le savoir « un couteau suisse » à notre disposition : les ressources de notre corps propre que notamment, nous sophrologues, pouvons dans nos pratiques activer afin de traiter, soutenir, accompagner nos capacités et nos compétences parfois insoupçonnées ; pour parvenir au maintien, et/ou au rétablissement d'un équilibre de santé satisfaisant.

C'est pourquoi dans le cadre du thème de notre congrès « La sophrologie face à l'actuel malaise dans la civilisation », j'ai souhaité partager avec vous la manière dont je me suis positionnée dans ma pratique de sophrologue, auprès de ma patientèle. La pandémie due à la covid 19 est aussi source de malaise psychique soudain, mineur comme majeur. La sophrologie a dû s'adapter à ces changements brutaux. Je me propose de partager avec vous les outils auxquels j'ai eu recours pour aider mes patients à appliquer et comprendre facilement ces mesures sanitaires et sociales.

C'est dans la nuit qui a précédé la première mesure de confinement que j'ai mis au point une stratégie spécifique à cette situation, en plus de mon travail habituel auprès de mes patients. En effet, mon expérience hospitalière d'infirmière m'a appris à m'adapter aux situations souvent complexes face à la maladie et aux situations sociales ou familiales difficiles. Je me suis mise à réfléchir à comment mobiliser mes ressources, pour accompagner mes patients, face à une réalité qui, telle la boîte de Pandore, a fait sortir la peur de la mort, la culpabilité et les interprétations parfois paranoïdes.

Ma première ressource est celle de mon métier d'infirmière. En l'occurrence j'ai appris à toujours « prendre les devants », ce qui consiste à prendre de la distance pour analyser à court moyen et plus long terme une problématique de santé qui menace le pronostic vital de la personne touchée par la maladie. Le cœur de mon métier consiste à mettre en place une conduite à tenir, composée de gestes choisis en fonction de la nature du trouble de santé, à prodiguer en responsabilité seule ou en collaboration dans le cadre d'un travail d'équipe soignante. En matière de gestion de processus infectieux, j'ai été formée à prodiguer des gestes aseptiques pour la réalisation de pansement, d'injection, de prise de sang. À côté de ces soins dits techniques, mon expérience d'infirmière en psychiatrie m'a appris à me positionner face aux autres troubles physico-psychiques. En tant que sophrologue, j'ai acquis l'usage spécifique de la parole du corps en mouvement et des processus psychocorporels en présence pour effectuer les relaxations dynamiques et les sophronisations de base qui établissent une relation thérapeutique adaptée aux pathologies organiques et/ou psychiques en présence.

Tout au long de cet exposé pour traiter mon sujet je vais procéder de la manière suivante :

J'aborderai en premier lieu l'asepsie comme moyen de lutte et de prévention des maladies microbiennes ou virales.

En second lieu, comment la prise de conscience du corps comme support des mesures barrières peut permettre leur intégration naturelle.

En dernier lieu les effets de l'application de ces mesures barrières sur la santé mentale avec la vignette clinique de Madame Clara.

1- L'asepsie comme moyen de lutte et de prévention face aux maladies microbiennes et ou virales

Pour rappel, l'asepsie est le fruit de la révolution pasteurienne. Elle a modifié la conception que nous avions de l'origine des infections, et de ce fait la gestion du propre et du sale ; tout comme la conduite à tenir en matière de règles d'hygiène en fonction de la nature, et du mode de propagation de l'agent pathogène.

Il en découle que la première mesure de lutte et de prévention a été et est toujours l'usage du lavage et de la désinfection des mains comme règle cardinale. L'asepsie a ainsi pris sa place dans les procédures de soins médicaux et chirurgicaux. C'est un acquis majeur dans l'évolution de l'exercice de la médecine. Jusqu'alors l'apanage des professionnels de santé, des services d'hygiène envers la population, dans le cadre de la pandémie de la covid 19, ces mesures d'asepsie se sont étendues à l'ensemble de la population. Seulement l'expérience des soins infirmiers m'a enseigné d'une part, que la relation avec les processus infectieux et viraux garde pour chacun d'entre nous, une part d'aléatoire liée à la singularité de chaque être humain, de son degré de connaissance, de sa conception du monde et de ses propres croyances. La lutte contre les infections ne va jamais de soi nulle part et dans n'importe quel milieu. D'autre part, l'asepsie est en fait une mesure de distanciation sanitaire. Son exercice résulte d'un enseignement théorique et pratique donnant lieu à un catalogue de gestes dont l'efficacité qui n'a jamais été démentie, se transmet de génération en génération de soignants. La pratique de l'asepsie nécessite une phase d'apprentissage. Il va s'agir là, en l'occurrence, d'abandonner ses habitudes gestuelles, d'en apprendre d'autres, qui peuvent aller malgré tout à contrario de nos habitudes transmises par notre éducation et nos coutumes. Cet enseignement va développer une attention, une écoute, une concentration, une conscience à tout instant de la place et de la fonction du corps dans l'espace du soin pour orchestrer le maintien en état d'asepsie des gestes médicaux à accomplir. Le plus spectaculaire en la matière reste, le travail en bloc opératoire et ou aux services d'urgence. Le plus sportif à réaliser est l'asepsie au quotidien, dans les soins à domicile en milieu septique.

C'est grâce à l'instauration d'une conscience du comment, du où, du pourquoi, du quand, de chaque instant que, dans l'espace de réalisation du soin, la garantie d'un geste aseptique est nécessaire pour que la non-contamination et la non-propagation d'un agent infectieux s'effectue. Au début de ma carrière, j'ai travaillé en service de médecine, de chirurgie osseuse et neurologique, ainsi qu'en bloc opératoire. Au moment de la survenue des hépatites et du sida, j'ai connu les échanges stressants, engagés, houleux liés à la menace vitale qu'étaient ces nouvelles infections. Personne ne souhaitait les « attraper », lié au fait de ne pas savoir comment travailler proprement avec elles. En grande partie, nous devons aux hépatites et au sida le fait que le port de gants non stériles ou stériles devienne obligatoire pour les soins infirmiers, techniques ou de confort. Ainsi les soins d'hygiène tels que les changes et la toilette corporelle ne sont plus prodigués à mains nues. Nous aussi avons appris à palper les veines en vue des abords veineux avec du latex sur la pulpe de nos doigts.

Pour le coronavirus, l'annonce par les pouvoirs publics de la mise en place des mesures barrières au sein de la population, m'a remis dans le corps cette gestuelle et cette réflexion spécifique que demande la réalisation d'un geste aseptique dont, ne manquons pas de le rappeler, la double fonction est d'éviter la propagation et d'assurer la protection de la maladie simultanément chez la personne malade et celle qui la soigne ou l'entoure. Voilà le défi ou la vraie prouesse sociétale que nous avons eu à mettre en place et à accomplir au quotidien du lever au coucher du soleil à partir de février 2020.

C'est ainsi qu'indépendamment de leur prise en charge habituelle, j'ai présenté à mes patients ce service comme une mesure de prophylaxie de la covid 19 qui les préoccupait tous. Il se compose d'un petit module d'enseignement de l'asepsie issu de mon métier d'infirmière avec une pratique sur l'usage de la pose du masque, dont la technique de manipulation consiste à savoir distinguer dans notre gestuelle, comment nous transférons sans arrêt les bons comme les mauvais germes ; tant que nous ne savons pas comment distinguer et maintenir en état une surface propre d'une surface souillée. Par exemple, dès que nous avons posé nos doigts sur notre masque, nous sommes en position de transférer les germes présents à sa surface sur d'autres surfaces… Prendre un temps pour une explication neutre et bienveillante, adossée à cet exercice pratique à renouveler aux bénéfices de l'intégration du geste, permet de pouvoir le faire en toute circonstance. Ne voilà-t-il pas un gage significatif d'acceptation raisonnée de ces mesures sanitaires ?

2- Comment la prise de conscience du corps comme support des mesures de distanciation sociale peut faciliter leur intégration.

Il s'avère que la mesure de distanciation sociale à savoir, le respect de la distance d'un mètre devant, derrière, à droite et à gauche applicable chez tout individu coïncide avec l'espace dont le corps a besoin pour déployer ses bras et ses jambes à 360 degrés autour de son axe: Cette topographie qui se compose de l'intime (la place du tronc) et de son ex-time (la place occupée par les bras et les jambes dans leur extension maximum par rapport au tronc) constitue ce que nous nommons « la bulle », ou « faire sa bulle de protection », ou « prendre possession par la proprioception de son corps en capacité de se mouvoir sur lui-même et en déplacement ». En langage psychocorporel, la réalisation de cette bulle permet la prise de conscience de son enveloppe corporelle ainsi que de son état physico-psychique interne et externe permettant ainsi l'expression du mouvement.

Pour la pratique des exercices des relaxations dynamiques de groupe, il est indispensable de veiller à ce que chaque personne s'installe dans sa bulle, s'environne de la superficie au sol occupée ou à occuper avant et pour l'exécution des exercices. Ce n'est que de cette manière qu'il est envisageable de constituer l'espace suffisant pour permettre au corps de se déployer selon son envergure anatomique et physiologique et d'en obtenir une sécurité de base, des uns par rapport aux autres membres de l'atelier. En psychiatrie comme en exercice libéral, cette préconisation est un des éléments du cadre thérapeutique que j'ai conçu pour la mise en place de la pratique des relaxations dynamiques que je suis amenée à dispenser.

Par ailleurs s'installer dans sa bulle ne va pas toujours de soi. Si bien que la mise en place de la bulle est une pratique psychocorporelle à part entière. Elle va développer du dedans de soi vers le dehors et/ou du dehors vers le dedans, la conscience tant dans la forme, le volume et le vécu psychocorporel de l'image consciente et inconsciente du corps de la personne. Cet exercice psychocorporel permet donc d'aborder la construction, la structuration psychique de l'image corporelle de soi. Sa pratique est thérapeutique, elle peut s'accompagner de processus émotionnels et psychiques. La prise de conscience de l'image consciente et/ou inconsciente du corps peut aussi entrainer par extension la prise de conscience de sa place dans sa vie, et toujours par extension, dans sa famille, dans la société…

Dans le cas de la covid 19, la réalisation de cette bulle psychocorporelle incarne « *la mesure barrière des mesures sanitaires et sociales* ». Cette distanciation vécue souvent comme une contrainte peut provoquer un rejet conscient ou inconscient. N'oublions pas que le toucher fait partie des besoins fondamentaux de l'être humain. Il est dans la hiérarchie des organes des sens le premier donc le plus archaïque. En cela il est intimement relié à notre roc biologique. Le sens du toucher par la peau en contact direct ou indirect ou distancié est un élément nécessaire à l'instauration des liens affectifs et d'attachement indispensable à l'édification de toute la vie de relation et d'interrelation psycho-affective et mentale chez l'être humain. Les effets dus à sa déprivation ou sa privation sont un sujet auquel le personnel de santé est sensibilisé, comme par exemple pendant le séjour en chambre stérile lors de greffe de moelle osseuse est entouré de préconisation de soins pour éviter « la perte de moral » chez les patients concernés par cette mesure.

Consciente de l'ensemble de ces éléments, du fait de l'enjeu sanitaire, et seulement à ce titre, j'ai proposé à ma patientèle l'exercice de la bulle. J'ai assorti cet exercice d'un *terpnos logos* sophrologique à haute teneur ludique pour permettre l'intégration à la fois de l'apprentissage de cette bulle physico-psychique et de la distanciation sociale nécessaire aux mesures barrières.

J'ai procédé de la manière suivante ; je me suis appuyée sur notre capacité d'observation comme préambule à la réflexion et la prise de décision. Dans le cadre de la réalisation de la distanciation sociale d'un mètre, il s'avère qu'un mètre correspond à la mesure de l'épaule à l'extrémité de la main en moyenne. L'exercice à faire pratiquer en séance en duo permet de s'apercevoir que ce mètre est la distance nécessaire pour voir une personne de pied en cap devant, derrière et à droite comme à gauche. Donc fort de ce constat en séance, sur le terrain social, en un seul coup d'œil, la personne est à même de gérer sa bonne distance en toute circonstance et de savoir où elle en est dans son interrelation avec elle-même et autrui. C'est donc rapide, efficace, peu énergivore à mettre en application. Cela préserve le sentiment de liberté intérieure que la contrainte peut sembler empêcher.

Lors du congrès, j'ai proposé une mise en pratique de cet exercice. Pour la durée de la conférence, j'ai aimablement demandé aux congressistes d'occuper un siège sur deux et seulement, un rang sur deux. Je leur ai proposé ensuite de procéder à la création de leur bulle. Ils se sont rendus compte alors qu'il leur aurait fallu être espacés de deux sièges et de deux rangs pour assurer leur mise en mouvement intime et extime en toute sécurité. Dans la salle, la pratique de l'exercice a déclenché des échanges verbaux significatifs, du désagrément que je venais de créer par l'impossibilité de réaliser confortablement cette bulle. Ce qui pouvait nous renvoyer à l'ambiance des queues de supermarché pendant le confinement.

En même temps, sur l'estrade, j'animais la démonstration du préambule d'une séance de relaxation dynamique en présence de deux participantes qui ont suivi ma proposition de trouver après un temps de déplacement une place qui permette à chacune d'ouvrir bras et jambes sur 360 degrés tout en permettant à l'autre participante de réaliser le même geste, sans intrusion dans l'espace occupé par l'autre. Dans ce cas, il a été possible d'observer que chacune s'est concentrée sur son objectif sans qu'il soit nécessaire qu'elle fasse usage de sa parole d'aucune façon. Leurs gestes parlaient d'eux-mêmes des limites de leur état de conscience de l'espace qui les entoure et celle occupée par leur corps.

Pour rappel, en psychiatrie cet exercice est un élément du dispositif du cadre thérapeutique que je mets en place en début de séance et que j'intitule « *la gestion collective de l'espace commun et individuel pour garantir la sécurité psychocorporelle de chaque personne durant la séance* ». Les propriétés thérapeutiques de la réalisation de cette bulle résident dans le sentiment de sécurité intérieur et extérieur physico-psychique qu'elle peut générer

3- Exemple clinique : Les effets de l'application de ces mesures barrières sur la santé mentale de Madame Clara

Durant le confinement Madame Clara me remercie d'avoir continué mon accompagnement malgré le confinement, qui aggrave son anxiété en raison de l'éloignement d'avec sa famille dont elle s'occupe. Le confinement la renvoie aussi à sa problématique de repli sur elle-même. En effet, sa demande initiale était de sortir de chez elle, de participer à des activités, ainsi que d'aller promener son chien. La mesure de confinement met brutalement fin aux espaces de liberté qu'elle avait commencé à reconquérir. La mesure de confinement met cet empêchement de perte de liberté de mouvement au premier plan. Je m'en saisis pour lui dire que le législateur a pris soin de respecter et instaurer des temps de sortie.

Je me permets de demander à madame Clara si marcher une heure par jour est moins que ce qu'elle fait présentement.

Madame Clara me dit alors que non et ajoute que sa voisine confinée comme elle, vient de lui proposer d'aller marcher ensemble. J'avais déjà pratiqué l'exercice de la bulle. Il m'a suffi de lui dire qu'elle savait de ce fait respecter et faire respecter ses distances avec autrui. Ainsi nous avons pu par téléphone, travailler sur ses ressentis durant ses promenades quotidiennes avec sa voisine. Elle prend alors conscience que jusque-là elle n'a jamais autant pratiqué la marche dans la campagne dont elle découvre les attraits pour son plus grand étonnement et plaisir. Sortir, de surcroît en compagnie d'une personne de son voisinage, est très bien vécu. Contre toute attente, Madame Clara s'est mise à écrire ses observations sur la nature et elle-même. Cela a mis en lumière des ressources en matière d'expression écrite de ses impressions et de ses sentiments qu'elle ne s'autorisait à mettre en action, pensant que ce qu'elle écrivait n'avait aucune valeur. Quelle ne fut pas sa surprise de recevoir les compliments d'un membre de sa famille à qui elle avait, covid oblige, envoyé son texte par mail… Quand j'ai retrouvé la patiente en présentiel, elle regrettait d'avoir abandonné ses marches du fait de la reprise de travail de sa voisine. Par contre, elle m'a demandé mon avis pour s'inscrire à un atelier de Qi Qong. Je l'ai encouragé dans ce sens. Dans son processus de soin, Madame Clara venait de vivre la compagnie bienveillante d'une autre personne. Je fais l'hypothèse qu'avec cette activité elle va retrouver la compagnie d'autres personnes, et la pratique d'une discipline ancestrale où la sophrologie a nourri ses racines. Elle va pouvoir continuer à développer sa respiration et sa capacité de mettre son corps en mouvement par des gestes simples à réaliser, sans esprit de compétition, ce qui ainsi ne la mettra pas en échec, ni vis-à-vis d'elle-même, ni vis-à-vis des autres. Assez vite elle me dit y retrouver des vécus lors de nos séances de relaxation dynamique, elle me dit alors souhaiter prendre « sa place dans sa vie. ». Je lui propose alors l'exercice de la bulle.

En l'occurrence pour Madame Clara à partir du moment où je maintenais un lien et assurais une adaptation à la situation due à la covid 19, il s'est avéré que pour elle le contexte de la covid19 a permis de faire évoluer plus rapidement son suivi thérapeutique et sa remise en mouvement psychocorporelle indispensable au processus de transformation et de changement de sa symptomatologie. Ses promenades avec son chien et sa voisine de bonne compagnie sont parvenues à mettre en mouvement son corps physique, affectif et mental. Je dirais que le confinement a permis à Madame Clara de faire l'expérience d'une pratique quotidienne, de prendre soin de son corps et de la nécessité du mouvement en interaction avec l'autre. Si bien que j'ai pu constater la restauration de son image du corps consciente et inconsciente, sa confiance en elle et son estime d'elle-même en devenir ont bien progressé. Madame Clara a pu accepter l'arrêt de ces promenades accompagnées (sa voisine n'étant plus disponible) et trouver une nouvelle manière pour continuer à prendre soin d'elle tout en s'ouvrant à l'autre. Elle peut à présent s'adapter aux situations nouvelles. Elle continue à écrire ses impressions et peut y faire référence dans les séances, cela contribue à aborder ses capacités de travail sur les autres demandes émises par la patiente.

Pour conclure

Mes patients ont accepté cette aide, appuyée sur la puissance naturelle de notre mécanisme de survie et de sauvegarde de notre intégrité physique affective et mentale.

La distanciation, ce n'est pas que de la distance à appliquer du dedans vers le dehors ou du dehors vers le dedans, c'est aussi la capacité de vivre les effets et le sens de ce que l'étymologie du mot distanciation signifie.

<u>Définition du mot distanciation</u> est pour le petit Larousse nom féminin :

1) - au théâtre procédé esthétique qui consiste, grâce des techniques particulières de jeu et de mise en scène, à détruire l'illusion et à remplacer chez le spectateur l'identification au personnage par une attitude critique c'est une caractéristique du théâtre de Berthold Brecht

2) - recul détachement pris par rapport à un évènement

J'aurais tendance à penser que la distanciation sociale consiste à mettre en jeu l'articulation du corps et de la pensée dans sa forme la plus abstraite, la plus abrupte et la plus rigoureuse, du rapport à soi et à l'autre. Cette articulation est souvent difficile en raison de traumatismes psychiques conscients et inconscients à l'œuvre qui figent et/ou sidèrent le mouvement physico-psychique de cette démarche humaine.

Ne pourrait-on dire alors que l'introduction de la distanciation sociale, sans prendre en compte l'état de santé mentale de la personne, peut être le cadeau inespéré ou empoisonné de vécus psychiques intenses que ces mesures barrières ont pu révéler lors de la pandémie de la covid 19 à l'ensemble de la population ?

Vivre l'expérience par une pratique de distanciation de l'espace entre deux choses ou deux situations demande un espace et un temps dédiés à cette réalisation ainsi qu'un cadre, un objectif et accompagnement de nature thérapeutique. C'est ce rôle et cette fonction que je me suis assignée depuis janvier 2020 afin de travailler avec chaque patient : sa capacité d'adaptation aux mesures imposées sans qu'elle entraine pour lui de perturbations dommageables à son équilibre psychique.

Pour le premier confinement, dès le lundi matin, j'ai appelé tous mes patients en leur proposant de continuer leur prise en charge par téléphone, selon le cadre suivant : d'être assis confortablement dans la pièce de leur choix, dans leur maison, de prévenir leur entourage afin de ne pas être dérangé. Pendant le déconfinement, j'ai reçu mes patients en présentiel avec le respect des mesures barrières et de distanciation sociale. La matérialisation de l'espace que peut occuper le patient grâce à l'exercice de la bulle augmentée d'un mètre supplémentaire pour lui assurer une sécurité optimale a pris la forme d'un grand tapis où le patient peut se mouvoir en toute liberté. La sophrologie est une discipline psychocorporelle qui est conçue pour la prévalence de l'adaptation au changement et à l'évolution au développement du sentiment physico-psychique qui se résume par un « ça va bien » qui se passe de commentaire quand d'un coup s'illumine le regard de celui qui le prononce en cours, en fin ou en début de séance. Notre cadre, notre alliance thérapeutique et nos pratiques des relaxations dynamiques proposent des mesures de distanciation suffisamment bonnes et suffisamment sécurisantes. C'est par et dans le mouvement, la voix et le *terpnos logos* que le sophrologue accompagne les processus de changement attendus par les patients. Je vous remercie de votre attention.

une discipline psychocorporelle qui est capable pour la [illegible] de l'attention au [illegible] [illegible] psycho-physiologique [illegible]

[illegible]

CONFINEMENT – DÉCONFINEMENT, RETENTISSEMENT – RÉTRÉCISSEMENT : QU'OFFRE LA SOPHROLOGIE ?

Bénédicte DE MONTENAY

L'annonce du confinement a de suite mobilisé les peurs : à commencer par la plus basique au niveau de l'instinctivo-moteur, rappelez-vous les réserves de papiers-toilette ! (Les sphincters : baromètre de la peur, ne dit-on pas avoir le trouillomètre à zéro !).

Un profond sentiment de vulnérabilité s'est durablement installé, une peur confuse bien perceptible mais difficile à cerner s'empare de beaucoup.

Peur de ne plus voir les proches, peur de la maladie, peur de la police, peur de l'avenir professionnel, peur de la solitude et de l'isolement.

D'une façon insidieuse et au cours des semaines de confinement, les uns et les autres se sont heurtés aux restrictions physiques et psychiques de limitations sociales et spatiales induites par les mesures imposées.

Une longue période sans contact avec l'extérieur et sans vie sociale est une expérience subjective d'enfermement mental difficile à supporter pour certains alors que pour d'autres ce fut plutôt constructif. S'y est ajoutée la sensation d'un présent monotone qui bloque les possibilités d'actions, et les élans de vie : c'est le triomphe de la pulsion de mort sur la pulsion de vie impactant directement la libido.

Les psychiatres et psychologues, les kinésithérapeutes et les ostéopathes font état de pathologies liées à la crise sanitaire et à ses confinements successifs. Les tensions se retrouvent dans les cervicales, les lombaires et les genoux et bloquent les corps.

Les répercussions psychologiques n'ont cessé de s'aggraver au fil des mois :

- Troubles du sommeil
- Anxiété
- Épisodes dépressifs
- Isolement et solitude

La création d'un ministère de la solitude début 2021 par le gouvernement japonais fait prendre la mesure des effets ravageurs de la pandémie sur les relations sociales avec augmentation des suicides. Déjà le Japon connaissait ce problème lié aux conduites d'enfermement des *hikikomori*, ces jeunes qui ne sortent plus de leur chambre pendant des années. Le phénomène s'est étendu aux personnes âgées et propagé au-delà de cette problématique particulière.

La structure familiale, à devoir tout prendre en charge, s'est trouvée au bord de la crise de nerfs. Tout s'est rétréci petit à petit, le confinement et la restriction des libertés de circulation ont bousculé la vie de gens insoupçonnés : divorcés, relations extra-conjugales et doubles vies ! Plus d'un million de personnes se sont retrouvées coincées à l'étranger : « *les couples binationaux face à la fermeture des frontières doivent prouver leur amour en fournissant des factures* » cf. le Monde, octobre 2020.

Pour les célibataires et les jeunes ce fut encore d'une autre nature, à moins évidemment d'avoir fait comme le roi de Thaïlande, Rama X, qui à 67 ans a décidé de se confiner avec un harem de 20 jeunes filles dans un grand hôtel de luxe en Bavière alors que son pays fait face à la pandémie.

Dans un article du Monde de Février 2021 on peut lire « *Les expatriés français coincés à l'étranger se sentent abandonnés* ».

Surgissent de nouvelles formes d'aliénation : absence de frontières temporelles et spatiales entre la vie professionnelle et la vie privée, baisse de motivation, surcharge mentale pour les parents face aux difficultés d'organisation avec les enfants. Nous sommes des êtres humains avant tout incarnés dans l'espace-temps et l'épidémie de Covid19 a engendré un rétrécissement radical avec la vie à travers les écrans, bouts d'intérieurs, fragments d'intimité captés que l'on essaie de reconstituer… Les étudiants sont pénalisés avec la disparition des jobs alimentaires qui a aggravé la précarisation des jeunes, notamment pour les plus fragiles économiquement et psychologiquement. Tout laisse à penser que l'expérience du télétravail au niveau planétaire, laissera des traces durables sur l'organisation des activités humaines. L'économiste Kenneth Galbraith considère qu'il s'agit d'un changement anthropologique majeur, d'ailleurs on parle déjà de la « génération Covid ». Une génération pour laquelle l'espace des possibles, propre au temps de la jeunesse auquel elle aurait normalement accès, s'est trouvé subitement bornée. Les générations d'avant refaisaient le monde, celle de maintenant doit empêcher que le monde se défasse !

Avant l'épidémie, le plus souvent nous passions d'un endroit à l'autre, d'un espace à l'autre comme une condition naturelle d'être au monde et brusquement le corps fut rétréci et menacé jusqu'à nous rendre invisibles à commencer pour les plus vieux.

Pour lutter efficacement contre cet univers rétréci il y a une technique du 2e degré en Sophrologie : la pratique de l'expansion du champ de conscience. (Imaginer l'espace de la pièce, puis le bâtiment dans la rue, et les rues avoisinantes, le quartier, sa topographie, la ville toute entière, la région autour, le pays tout entier, et au-delà du continent les mers, d'autres continents etc.).

De même, nous pouvons faire une démarche analogue par rapport au temps (de l'instant présent à l'enfance puis la durée de notre propre existence et puis évaluer ce que fut la durée de vie de la génération qui nous a précédés et encore remonter au long des siècles qui ont fait notre histoire).

Nous avons le loisir, à travers cet état de conscience concentrative, d'étendre notre conscient bien au-delà des limites de nos activités et de nos préoccupations quotidiennes.

Nous voyons alors qu'aucun obstacle ne peut entraver notre esprit. Nous découvrons notre véritable dimension en tant qu'être au monde pour ne plus faire de la santé la valeur suprême comme le souligne très justement André Comte-Sponville : « *La médecine est une grande chose, mais qui ne saurait tenir lieu de politique, de morale, ni de spiritualité* ».

La Sophrologie permet, par l'importance qu'elle donne à l'ancrage dans le corps, de pallier l'isolement sensoriel et elle offre un riche éventail de protocoles sur la pratique des 5 sens.

Boris Cyrulnik parle « d'une usure de l'âme » et insiste sur les dégâts du confinement avec l'isolement affectif et sensoriel. « *C'est une grande agression pour le cerveau* » dit-il, (cf. *Des âmes et des saisons*, Odile Jacob, 2021).

Il a fallu puiser en soi des ressources pour « tenir bon ». L'humour fut secourable, les humoristes ont su exploiter ce filon avec à propos. Les blagues ont connu un élan de créativité !

Qui n'a pas reçu des petites vidéos, des caricatures, des montages percutants de drôlerie ? qui ont fait office de lien entre amis et proches. Pour exemple : « *Paradoxal, c'est que le jour où on pourra sortir, on sera tous bons à être enfermés* ».

Et encore : « *Communiqué du Syndicat national des psychiatres : chers concitoyens, étant donné que nous sommes inondés d'appels, nous vous informons que durant la période de quarantaine, il est tout à fait normal de parler aux murs, plantes et autres objets. Veuillez nous contacter uniquement s'ils vous répondent. Merci* ».

Le rire rempart ultime de notre liberté, comme antidote à l'effroi ressenti face au tragique de la pandémie. Rabelais n'a jamais été plus actuel « *le rire est le propre de l'homme : mieux vaut rire que de larmes écrire* ».

La Sophrologie offre une formidable fabrique à trésors pour la constitution du for-intérieur. Particulièrement avec la Sophro-association-Onirique et le Rêve éveillé qui sont de bons moteurs pour améliorer la qualité de la vie psychique. En effet pour faire face au climat anxiogène de la pandémie, nous devons développer nos outils sophrologiques pour faire contrepoids à la neurasthénie ambiante.

Comme le dit si bien Henri Michaux dans *Poteaux d'angle* :

« *Dans la vie d'un homme la quantité d'émotions assimilable par lui n'est pas infinie. Beaucoup même arrivent bientôt au bout. Plus grave, l'éventail de ce que tu peux ressentir n'a qu'une ouverture limitée.*

À grand-peine, avec de grands risques ou avec de la chance ou beaucoup de ruse, tu arriveras un peu plus quelquefois à l'ouvrir, quelques temps.

Mais l'éventail de la nature est ainsi fait que, si tu n'y veilles constamment, il rétrécit bientôt sans cesse jusqu'à se fermer ».

Alors avant qu'il ne soit trop tard je vous propose de suite une expérience onirique que j'ai intitulée : L'arbre magique

D'autant qu'un bon exercice vaut mieux qu'un long discours !

PRATIQUE DE L'EXPANSION DU CHAMP DE CONSCIENCE

Préparation physique d'abord, en recherchant la position la plus confortable. On vérifie la position du corps.

On laisse le corps se mettre en place. Puis préparation mentale en s'accordant ce moment de répit, en renonçant momentanément à nos préoccupations quotidiennes pour se consacrer entièrement à soi-même pendant toute la durée de cet exercice.

Et là Descente en relaxation.

Le soupir qui devient de plus en plus le signe réflexe de vos exercices de relaxation. Un soupir profond, le plus sincère possible.

On enchaîne maintenant sur le premier comptage. Chaque point de ce comptage sera exécuté sur phase d'expiration.

Point 1 : sur phase d'expiration, **inventaire de tout le corps**, de la tête aux pieds en remontant par le dos, en se donnant des ordres de détente. Cet inventaire se fait de manière continue sous forme de balayage.

Au moment où l'air sort de notre corps on relâche : la tête, les épaules, et les bras, le ventre, les jambes et toute la musculature dorsale.

Point 2 : toujours sur phase d'expiration, tout le corps lourd, allongé sur le sol confié à la gravitation terrestre. Sensation très agréable de pesanteur.

Point 3 : on cherche à éprouver comme une sensation très douce, très agréable de chaleur qui, depuis le plexus solaire, envahit tout le corps, jusqu'au bout des mains et des pieds.

Point 4 : toujours en utilisant une phase d'expiration, au moment où l'air sort du corps, on relâche totalement toute la partie supérieure de la tête et tout particulièrement le front et les yeux et simultanément on se laisse aller au bord du sommeil. Tout au bord du sommeil.

Point 5 : repérage et réduction des tensions résiduelles. On visite rapidement son corps pour y repérer les zones encore tendues et on relâche énergiquement ces points de résistance pour qu'ils se détendent complètement. On détache ainsi les dernières amarres qui nous retiennent encore pour se laisser entraîner par le courant de la relaxation.

Point 6 : en utilisant délibérément plusieurs phases d'expiration, descente par paliers successifs sur les avant-bras et les mains. Les avant-bras et les mains plus lourds, toujours plus lourds et enfin, en se retirant complètement des bras et des mains pour venir porter l'attention, le conscient sur le ventre. Et là, on observe le mouvement de flux et de reflux de l'air : ventre qui se soulève sur l'inspir et s'abaisse sur l'expir. On devient spectateur du rythme de notre souffle, on harmonise ainsi notre respiration pendant quelques instants.

Cette attitude de spectateur à l'égard de nous-même nous conduit à une phase neutre qui succède à ce comptage. Dans cette phase neutre nous continuons à être spectateur de notre corps qui va continuer à descendre tout seul en relaxation, toujours plus profondément. Nous observons notre corps qui continue à glisser, à s'enfoncer dans cet état de relaxation avec lequel nous sommes maintenant totalement familiarisés.

Nous pouvons faire intervenir un réflexe secondaire qui va consister à observer surgir dans notre corps cette sensation de fourmillement ou de chaleur que nous éprouvons parfois juste après la sensation de pesanteur. D'abord au niveau des extrémités et des membres puis parfois dans tout le corps, sensation très subtile de fourmillement très agréable de tout notre corps. Il n'y a plus en nous aucune concentration, nous sommes simplement présents à nous-même, spectateurs de notre corps qui continue à plonger en état de relaxation profonde.

On aborde maintenant le deuxième comptage que l'on va réaliser un peu plus rapidement que le premier.

Toujours en n'utilisant que les phases d'expiration :

Point 1 : inventaire du corps sous forme de balayage en se donnant des ordres de détente de la tête aux pieds et en remontant par le dos.

Point 2 : tout le corps agréablement lourd, allongé sur le sol confié à la pesanteur.

Point 3 : toujours en suivant une phase d'expiration, une sensation très agréable de chaleur qui envahit tout notre corps.

Point 4 : relaxation mentale, en relâchant tout le haut du visage et en se laissant aller au bord du sommeil.

Point 5 : repérage et réduction des tensions résiduelles. On détache les dernières amarres.

Point 6 : descente palier par palier, sur plusieurs phases d'expiration, plus particulièrement sur les avant-bras et les mains qui deviennent toujours plus lourds, puis en se retirant totalement des bras et des mains pour porter notre conscient sur la région du ventre et là devenir spectateur du rythme de la respiration qui s'harmonise. Et en adoptant à l'égard de soi-même cette attitude de spectateur, on aborde la phase neutre.

Phase neutre au cours de laquelle nous abandonnons toute forme de concentration. Nous restons simplement présents à nous-mêmes en observant notre corps et notre mental qui plongent de plus en plus profondément dans cet état de relaxation. Nous pouvons utiliser le réflexe secondaire déjà proposé, c'est-à-dire observer en nous-même l'apparition de cette sensation de fourmillement ou de chaleur qui s'installe dans notre corps.

Nous parvenons maintenant au dernier comptage que nous allons réaliser à sa vitesse normale, c'est-à-dire en comptant une seule phase d'expiration sur les cinq premiers points. Il est certain qu'il vous faudra un peu d'entraînement pour parvenir à cette cadence.

Point 1 : inventaire du corps sous forme de balayage.

Point 2 : tout le corps lourd.

Point 3 : chaleur.

Point 4 : relaxation mentale.

Point 5 : réduction des tensions résiduelles.

Point 6 : descente par paliers sur les avant-bras et les mains.

Puis on se retire des avant-bras et des mains pour revenir sur le ventre avec harmonisation de la respiration pendant quelques instants.

Phase neutre : on observe son corps et son mental qui continuent à descendre en relaxation.

Voilà. Nous parvenons maintenant à la période disponible que nous allons utiliser pour saisir la possibilité que nous avons d'élargir dans le temps et dans l'espace le champ de notre conscience.

Jusqu'à ce niveau d'apprentissage de la relaxation, nous avons appris à concentrer notre conscient sur nous-mêmes, sur notre corps d'abord et sur certains processus mentaux ensuite. Mais nous avons la possibilité de porter notre attention, notre conscient sur des objets extérieurs à nous-même, ce que nous faisons constamment en état vigile ordinaire, dans notre travail comme dans nos loisirs.

Nous allons constater que cette projection de notre conscience vers la réalité extérieure est tout à fait possible pendant l'état de relaxation. Je vous propose tout d'abord de prendre conscience du support sur lequel repose votre corps. De sa consistance mais aussi de sa forme. Vous pouvez imaginer sa couleur, le souvenir que vous en avez. Vous remarquerez que ce support est limité dans l'espace. S'il s'agit d'un divan, ou d'une natte de mousse, cet objet sur lequel vous êtes étendu est limité dans l'espace qui vous environne.

Vous imaginez facilement cet espace dans lequel vous vous trouvez. Pièce dans laquelle se trouvent des objets qui vous sont plus ou moins familiers. Même avec les yeux fermés, vous pouvez porter votre conscient en direction de ces objets et sentir leur présence, leur réalité. Il peut s'agir de meubles, de tapis, de bibelots ou de tableaux qui ornent cette pièce. Mais cette pièce où vous vous trouvez en ce moment fait elle-même partie d'une construction qui peut être un immeuble ou une maison particulière.

Derrière les murs qui délimitent votre habitat il y a le voisinage que vous connaissez plus ou moins bien et dont vous pouvez deviner la présence.

Progressivement vous pouvez percevoir un espace qui déborde largement votre propre habitat. Vous pouvez commencer à percevoir que votre conscient est parfaitement libre d'explorer ainsi l'espace qui vous entoure. Vous pouvez parfaitement situer le bâtiment que vous habitez dans la rue où il se trouve.

Dehors des gens circulent, à pied ou en voiture. Vous pouvez facilement imaginer l'animation des rues avoisinantes, les magasins qui vous sont familiers, et progressivement l'ensemble du quartier, sa topographie. Vous pouvez remarquer la sensation étrange d'être à la fois étendu dans la pièce où vous faites votre exercice et à la fois comme présent à l'extérieur.

Dépassant les limites du quartier vous pouvez étendre votre conscient à la ville tout entière et non seulement à la ville, mais encore à la banlieue et la région. De ce côté-là habite telle personne que vous aimez beaucoup, d'un autre côté un parent peut-être. Le lieu de votre travail, tel centre de loisirs ou lieu public que vous fréquentez régulièrement. Plus loin encore en sortant de votre ville, vous avez conscience de votre région, du pays qui l'entoure, d'autres villes que vous avez traversées. Puis de la situation générale de votre région par rapport au continent sur lequel vous vous trouvez. Vous découvrez progressivement que votre conscient peut franchir n'importe quelle distance et que vous pouvez vous souvenir d'un lieu très éloigné où vous avez séjourné avec autant de précision qu'un endroit tout proche de chez vous. Et au-delà de ce continent sur lequel vous habitez, il y a les mers qui l'entourent et qui vont rejoindre d'autres continents. Et toujours à partir de l'endroit où vous exécutez cet exercice, vous pouvez avoir de plus en plus conscience de la planète sur laquelle vous vivez. Votre corps relaxé peut vous sembler faire partie intégrante de la terre en tant qu'astre qui tourne sur lui-même et se déplace dans l'espace.

Vous pouvez parfaitement imaginer la terre comme planète avec son satellite la lune, qui se déplace dans l'immensité de l'espace cosmique. La terre en tant que planète qui fait partie avec d'autres planètes d'un système solaire dont les dimensions dépassent largement nos capacités d'imagination. Et plus loin encore dans le cosmos, d'autres systèmes solaires avec leur cortège de planètes qui gravitent autour d'eux, des soleils par milliers qui forment notre galaxie.

Lorsqu'en été nous discernons la voie lactée dans le ciel, ce sont ces soleils infiniment lointains, infiniment nombreux qui composent notre galaxie. Plus loin encore dans l'espace, d'autres galaxies tout aussi importantes que la nôtre et qui se perdent dans l'infini du cosmos. Nous parvenons ainsi à un début de prise de conscience de l'immensité de notre univers.

De même, nous pouvons faire une démarche analogue par rapport au temps. Toujours bien présents à nous-même au cours de cet exercice de relaxation que nous exécutons dans une pièce qui nous est familière, nous pouvons imaginer ce que nous représentons dans le temps. Nous avons relativement clairement conscience de la durée de notre propre existence, de notre tendre enfance au moment présent.

Nous pouvons évaluer ce que fut la durée de vie de la génération qui nous a précédé et remonter ainsi assez facilement quelques générations. Notre monde actuel a beaucoup évolué durant ces deux derniers siècles. La science et la technologie moderne ont changé notre mode de vie, nos habitudes et notre environnement. Ce passé est relativement récent.

Nous pouvons ensuite remonter lentement au long des siècles qui ont fait notre histoire. Nous sommes déjà obligés de penser en millénaires et non plus en siècles car les événements s'estompent dans le passé, l'histoire proprement dite devient de plus en plus floue. Très vite nous manquons de points de repère et nous avons de plus en plus de peine à imaginer qu'il aura fallu quelques dizaines de milliers d'années, quelques centaines de milliers d'années même pour que l'homme devienne physiquement et mentalement à peu près ce que nous sommes aujourd'hui.

Là aussi notre imagination est dépassée et ne peut concevoir les millions d'années et de siècles qui ont été nécessaires pour que notre planète évolue vers sa forme actuelle. Mais nous avons encore plus de peine à imaginer le déroulement du temps en direction de l'avenir. Nous concevons mal le bond fantastique que vient de réaliser l'humanité au cours de son passé très récent et malgré notre émerveillement devant les dernières découvertes de la science moderne, nous avons beaucoup de peine à concevoir l'évolution possible de notre civilisation dans un, deux ou dix siècles.

Il est donc normal, face à ces deux infinis que sont **l'espace et le temps**, d'éprouver une sorte de vertige, d'impression grandiose dont les deux pôles sont notre petitesse en tant qu'individus et notre grandeur en tant que partie intégrante de notre univers. Nous pouvons sentir, à travers cet état de relaxation concentrative, la possibilité d'étendre notre conscient bien au-delà des limites de nos activités et de nos préoccupations quotidiennes.

Je vous laisse maintenant quelques instants en silence pour poursuivre cet exercice, après quoi vous pourrez sortir de la relaxation à votre propre initiative selon les consignes habituelles.

Remarque :

Dans l'expérience d'expansion de notre conscient proposée dans cet exercice, nous voyons qu'aucun obstacle ne peut entraver notre esprit. Aucune limite de temps, ni d'espace ne peut servir de frontière à notre pensée. En même temps, nous découvrons nôtre véritable dimension en tant qu'être. Infiniment petit en tant qu'individu, infiniment grand en tant que partie intégrante de l'humanité et du cosmos.

Vous pouvez naturellement développer cet exercice au gré de votre imagination ; l'exemple que nous avons proposé n'est que le début d'une longue recherche personnelle qui vous conduira progressivement sur le chemin de votre propre évolution.

L'IMAGINAIRE CORPOREL EN SOPHROLOGIE ET LES NEUROSCIENCES

Dr Benoit FOUCHÉ

Le problème actuel de toutes les psychothérapies psychocorporelles – Yoga, Qi Gong, Méditation – et donc la Sophrologie est qu'elles sont évaluées selon deux modélisations de l'esprit humain :

- Une modélisation quantitative, celle des Neurosciences : on peut mesurer le volume des noyaux cérébraux qui ont une action dans la pensée, la mémoire, les émotions, et la motricité et mesurer le flux des neurotransmetteurs qui nourrissent ces noyaux. L'IRM anatomique permet de mesurer le volume de matière grise des noyaux cérébraux. La Tomographie par Émission de Positons TEP IRM permet de mesurer le métabolisme d'un neurotransmetteur.
- Une modélisation qualitative qui fait décrire par le pratiquant (ou le patient), avec l'aide du guide (ou du thérapeute), ses émotions, ses variations d'humeurs, ses élans imaginaires conscients et – si possible – inconscients et ce que nous avons appelé, dans notre livre *Métasophrologie* : les Universels Corporels Inconscients. On ne peut pas identifier un UCI à un noyau cérébral, ni à un neurotransmetteur.

Pourtant, il nous faut tenir compte de ces deux modélisations du cerveau (pour la 1e), de l'esprit (pour la

2e) et elles ne sont pas superposables, car nées de deux modes de connaissances différents : les neurosciences et l'imaginaire personnel et collectif, tel que Freud, Jung et Jacques Donnars ont pu nous l'enseigner.

L'imaginaire, nous allons le vivre avec notre corps vivant animé par les images fondamentales de l'alchimie.

Les mécanismes du cerveau, nous allons les décrire à partir de ce qui m'a été enseigné par une neurologue, chercheuse à l'institut de la mémoire de l'hôpital de La Pitié-Salpêtrière, le Docteur Carole Azuar et par la lecture de livres : *Biologie des émotions* de C. Belzung (ed. De Boeck), *Cerveau et silence* de Michel Le Van Quyen (Flammarion) et *Neuropsycho-Pharmacologie* (Elevier Masson), ainsi que des articles scientifiques.

Pour simplifier, nous allons décrire le cerveau en trois niveaux :

- Le cortex : pensée, langage, symbolisation, prise de décision, perception, motricité.
- Le système limbique impliqué dans la mémoire de notre vie personnelle, les émotions (la peur, la joie, la colère), la motivation, la reconnaissance de l'autre.
- Le cerveau neuro-végétatif – le tronc cérébral – qui commande le fonctionnement de nos organes (cœur, poumons, intestin, glandes endocrines).

Il faut d'abord décrire les zones du cortex et leurs fonctions :

- en avant, le cortex préfrontal, spécialisé dans le raisonnement, le langage, la prise de décision.
- plus en haut, le cortex frontal, plutôt moteur.
- le cortex pariétal est le cortex somato-sensitif ; donc, en éveil, en Yoga, Qi Gong et Sophrologie.
- le cortex occipital est le cortex visuel.

- le cortex temporal contient le cortex auditif et des centres émotionnels qui appartiennent au système limbique.

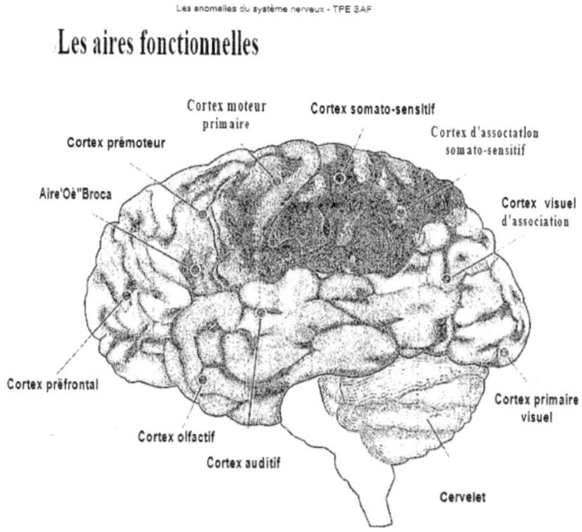

Le cortex préfrontal est important pour nous, car nous pouvons avec la Sophrologie modifier son mode de fonctionnement. On peut le diviser en quatre parties.

1/Partie dorsolatérale :

- Mémoire de travail : j'enregistre une information pendant 90 secondes.
- Génération des mots. Langage structuré.
- Aptitude à dessiner.
- Planification et raisonnement déductif.
- Ce cortex, c'est l'organisation d'une action (langage, dessin, mouvement).

2/ Partie orbitofrontale :

- Relations sociales réfléchies.
- Contrôle de l'humeur.

- Les réactions émotionnelles sont contrôlées et dirigées par une intention. Un malade, de la fin du XIXe siècle, toujours cité par les neurologues, Phinéas Gage a eu ce lobe traversé par une barre de fer. Gage parle normalement, mais il est irritable, capricieux, impatient, irrévérencieux. Il ne peut plus avoir de vie relationnelle cohérente.

3/ Le cortex cingulaire antérieur, dit, Gyrus cingulaire : c'est l'interface entre les émotions qui suscitent des directions d'activité et les prises de décision élaborées consciemment par le cortex préfrontal. C'est l'aire de la motivation qui va diriger l'activité.

4/ L'aire de Broca est spécialisée dans le langage.

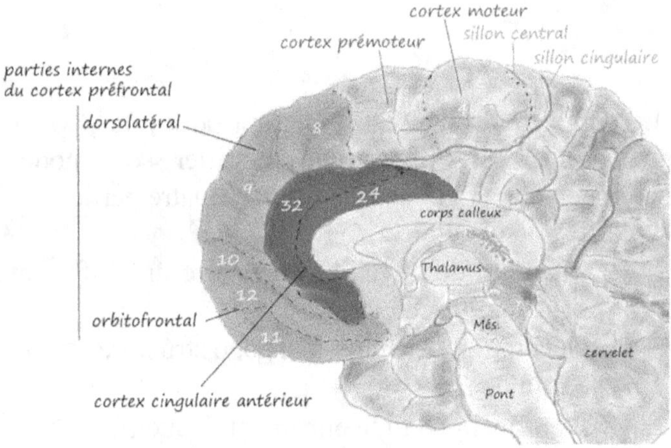

Ce cortex préfrontal (les deux parties) est dit médian. C'est l'aire de la pensée, de l'émotion et de l'action qui sont organisées et tournées vers un but.

Or, cette région peut devenir la région du vagabondage mental, quand on n'est pas concentré sur une activité ou une pensée. C'est un grand chercheur en neurologie, Michel Le Van Quyen qui décrit ce fonctionnement dans *Cerveau et silence*.

Ce cortex préfrontal médian fonctionne, alors, selon sa formule, « par défaut ». C'est la rumination mentale. Ce sont souvent des ruminations négatives, mais pas toujours.

« *Quand nous sommes au repos, de grandes vagues d'énergie parcourent certaines zones du cerveau : le cortex préfrontal, le cortex temporal médian et le cortex cingulaire postérieur* » (p.31). C'est le réseau par défaut.

Michel Le Van Quyen dit (p.101) : « *Les chercheurs ont observé une perte d'activité dans le cortex préfrontal qui est impliqué dans la prise de décision. Ce dysfonctionnement empêche la région d'interpréter les réactions émotionnelles déclenchées dans les autres centres du cerveau. C'est le burn-out. Les chercheurs ont aussi observé une baisse d'activité dans les circuits cérébraux en lien avec l'empathie, la compassion et l'amour de soi.* » Il s'agit, ici du cortex insulaire.

Mais, ce qui est remarquable, pour nous sophrologues, c'est que ce neurologue, directeur de recherche en neurosciences à l'INSERM, dit (p.120) que « *Le vagabondage mental est bénéfique au cerveau* », p.115 : « *Toutes sortes de pensées et d'images font leur apparition qui sautent du coq à l'âne* », p.122 : « *Les états de rêverie permettent à l'imagination créatrice de surgir* ».

Le vagabondage mental, coulant dans le sens de la rêverie, nous fait remémorer des évènements émotionnels passés (mémoire épisodique), mais aussi nous projette dans le futur, « *pour imaginer des scénarios hypothétiques* ». Selon l'auteur, l'imagerie cérébrale a permis de montrer que (p.142) : « *les régions activées dans la rêverie sont : le cortex cingulaire antérieur et postérieur et le cortex préfrontal médian* ».

Finalement notre auteur considère, p.30-32, que « le non-agir » proposé par Lao Tseu et par la méditation (ici appelé silence intérieur) est « *vital au bon fonctionnement du cerveau* ». P.106, il dit que : « *Le silence attentionnel favorise la neurogenèse de l'hippocampe* ».

Je vais laisser, entre parenthèses, le circuit des noyaux gris centraux qui contrôle la subtilité du mouvement, à l'aide de la Dopamine secrétée par la substance noire. C'est la mémoire procédurale, c'est-à-dire ce qu'on m'a appris et qui est devenu automatique : skier, conduire une voiture, nager. Ce sont des comportements automatiques qui ne viennent pas du cortex frontal, mais des noyaux gris centraux. C'est ce qui est déficitaire dans la maladie de Parkinson.

Nous allons décrire le système limbique où naissent nos émotions.

Je laisse tomber la distinction entre les émotions primaires, qui seraient universelles, et les émotions secondaires qui seraient liées à la culture.

Pour la théorie phénoménologique des émotions, et en particulier J.P. Sartre, dans son *Esquisse d'une théorie des émotions* : « *C'est le sujet, et pas seulement le corps qui est ému* ». « *Les émotions sont des états affectifs dirigés vers des objets* ». C'est l'intentionnalité de la conscience. Face à un objet, nous n'avons pas tous la même émotion. L'émotion est une réponse active qui dépend de la représentation que nous nous faisons de l'objet, de la résonnance affective qu'il a en nous, ce que les phénoménologues appellent l'intentionnalité.

Mon émotion n'est pas la même devant un arbre :

- si j'ai l'intention de le couper à la scie.
- si je cherche à récolter ses fruits ou ses fleurs.
- si je veux simplement le contempler.

Dans *Biologie des émotions*, on distingue plusieurs niveaux d'émotions (p.93).

- L'émotion réflexe : sursauter face à un bruit violent.
- L'émotion inconsciente : le grognement d'un chien provoque une accélération du rythme cardiaque. Car, j'ai une croyance secrète que je peux être mordu. C'est la mémoire de nos conditionnements émotionnels et elle est inconsciente. C'est une émotion qui s'élabore dans l'amygdale, un noyau du système limbique. Elle ne s'élabore pas dans le cortex.
- L'émotion consciente où je puis exprimer verbalement mon affect et expliquer les connaissances que la situation me suggère. Le chien grogne. Je raisonne qu'il ne mord pas automatiquement et je module ma peur. Cette émotion s'élabore dans le cortex préfrontal.

Lorsque l'on décrit les différentes régions du système limbique, l'insula n'est souvent pas recensée. Or dans *Biologie des émotions*, il est dit que, sur l'IRM fonctionnel, l'insula est activée lors du stress post-traumatique et lors du dégoût (p.276 et 408).

Le système limbique comprend :

1/ **Le cortex insulaire** (l'insula) :

Il donne une coloration émotionnelle consciente au fonctionnement du corps. C'est la conscience intéroceptive – évaluation consciente de ce que je vis à l'intérieur de moi. Si je fais un effort, je ressens la palpitation cardiaque, la dyspnée. Et surtout, le cortex insulaire me permet de vivre que je suis l'auteur de mes actes.

Le cortex insulaire permet de ressentir le plaisir et le dégoût de ce que l'on mange.

Les individus souffrant du syndrome de l'intestin irritable auraient un traitement anormal de la douleur viscérale au niveau du cortex insulaire (Wikipedia).

L'insula est aussi impliquée dans l'empathie, dans la sensation de la présence de l'autre. Wikipedia, dans un article sur Cortex insulaire, dit : sur l'IRM anatomique, dans une étude du *Journal of psychiatric research* (10 octobre 2013), il est mesuré que les personnalités narcissiques et borderlines, repliées sur elles-mêmes, ont un déficit de la substance grise de l'insula.

2/ **Le thalamus** a une fonction de relais entre le cortex et le tronc cérébral.

Le thalamus a une fonction de relais des afférences sensitives et sensorielles et des afférences motrices ainsi que de la vigilance et du sommeil.

3/ **L'hypothalamus** contrôle le système endocrinien et le système nerveux autonome.

4/ **L'amygdale** fait partie du lobe temporal.

L'amygdale commande la peur et l'anxiété. Quand la GABA, un neurotransmetteur, dont nous parlerons plus loin, inhibe l'amygdale, l'amygdale est tranquille et n'émet pas d'anxiété.

Elle reçoit des afférences, c'est-à-dire des informations des aires sensorielles olfactives, gustatives, visuelles et auditives et du tronc cérébral (état du milieu intérieur du corps). Selon *Biologie des émotions* (p.127), « *l'amygdale est aussi impliquée dans des émotions positives comme celles associés au comportement sexuel ou à la reconnaissance sociale* ».

Le Docteur Carole Azuar a décrit une fonction de l'amygdale qu'elle appelle « Représentation perceptive » et que j'appellerai Mémoire émotive inconsciente. Elle nous dit en nous décrivant le fonctionnement de l'amygdale : « *Le feu brûle* ». Je le vis en percevant une émotion (peur, joie) que j'ai appris dans mon enfance. C'est une mémoire réactionnelle, inconsciente, liée à la survie. C'est une réminiscence à l'occasion d'une perception. Mais, je ne sais pas d'où ça vient. Selon le Docteur Azuar, c'est ce sentiment dont la source est inconsciente qui est décrit dans « *la madeleine de Proust* » : Proust, adulte, goûte une madeleine et éprouve « *une puissante joie* ». C'est un sentiment intérieur, mais il ne le relie à aucun souvenir. C'est donc inconscient. « *Et tout d'un coup, le souvenir m'est apparu. Ma tante m'offrait une petite madeleine, le dimanche matin, à Combray* », dans son enfance. Et, c'était une grande joie : c'est une représentation inconsciente liée à une perception.

Dans une situation de danger, l'amygdale déclenche la peur et les noyaux gris centraux déclenchent la fuite. Et cela ne passe pas par une élaboration consciente du cortex.

Les troubles anxieux et la dépression font grossir l'amygdale et rétrécir l'hippocampe sur les IRM.

5/ **L'hippocampe** est une queue de poisson au centre du lobe temporal.

L'hippocampe reçoit des informations des cortex associatifs visuels, olfactifs et somesthésiques. « *Finalement, l'information retourne -via le thalamus- vers les aires corticales sensorielles d'où elle était partie avant d'être traitée par l'hippocampe* » (*Biologie des émotions*, p.130).

L'hippocampe, en effet, enregistre les évènements de ma vie qui ont une résonnance émotionnelle. Et, elle me les fait revivre avec une émotion et je sais quand et où s'est passé l'évènement. C'est une mémoire émotionnelle consciente, dite mémoire épisodique.

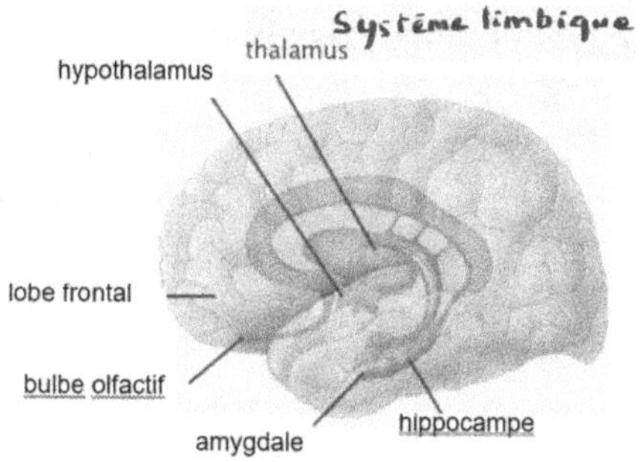

6/ **Le Gris périaquedical** : Le GPA est une masse de neurones (substance grise) autour de l'Aqueduc de Sylvius au sein du mésencéphale = l'étage supérieur du tronc cérébral.

Le GPA est à l'origine des émotions de défense, d'agressivité et de dégoût. Le rire et les larmes sont déclenchés à partir du GPA.

De chaque côté du GPA, se trouve un noyau dorsal du raphé (il y en a donc deux à l'étage du mésencéphale) qui contrôle la douleur.

Le GPA et les noyaux du raphé secrètent la sérotonine.

Finalement, il y a cinq types de mémoire :

- La mémoire de travail à très court terme qui relève du cortex préfrontal.
- La mémoire épisodique ou mémoire émotionnelle consciente qui relève de l'hippocampe.
- La mémoire émotionnelle inconsciente – « la madeleine de Proust » - qui relève de l'amygdale.
- La mémoire sémantique, c'est-à-dire les connaissances sur le monde : comment il fonctionne. Cela relève du lobe temporal (hors hippocampe) et du lobe préfrontal. Le déficit fronto-temporal : on me montre un téléphone et je ne sais pas le nommer.
- La mémoire procédurale : ce qu'on m'a appris et qui est devenu automatique (conduire une voiture). Cela relève des noyaux gris centraux.

Je ne détaillerai pas le tronc cérébral formé de trois étages : mésencéphale, pont et bulbe rachidien. Il transmet des informations motrices, sensorielles, somesthésiques et neuro-végétatives entre le cerveau et le corps, aller et retour.

Les Neurotransmetteurs qui transmettent l'information entre les noyaux du cerveau pour créer les pensées, les comportements les émotions et les perceptions sont au nombre de huit (cf. *Neuropsychopharmacologie* de Elsevier Masson).

Nous en décrirons trois : la Dopamine, la Sérotonine et la GABA.

1/ **La Dopamine** joue un rôle dans la subtilité du mouvement et dans le plaisir et la récompense. La Dopamine est fabriquée dans la substance noire et dans l'aire tegmentale ventrale.

Dopamine dans le cerveau

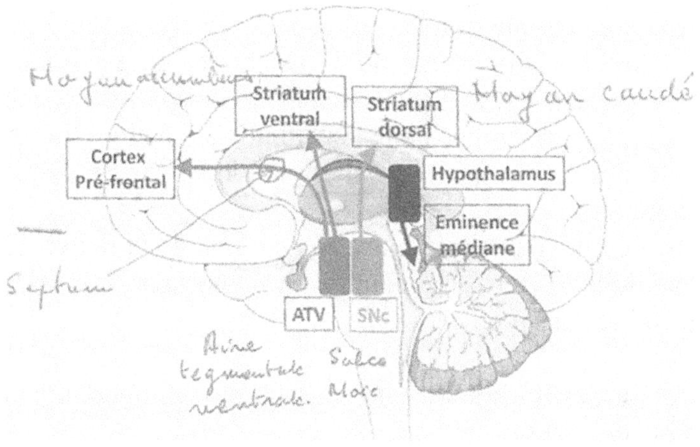

La dopamine nourrit donc deux fonctions :

- La motricité subtile, par exemple la motricité fine des mains pour prendre un crayon. C'est ce que les médecins appellent le système moteur extrapyramidal. Cette motricité subtile est en déficit dans la maladie de Parkinson par déficit en Dopamine. La dopamine est ici produite par la substance noire et se projette sur le noyau caudé (striatum dorsal) un des principaux noyaux gris centraux.

- Les affects positifs : la joie, le désir, le plaisir. Le plaisir de manger, l'activité sexuelle, l'émotion esthétique de regarder un film plaisant (*Neuropsychopharmacologie* p.122). La Dopamine est ici produite par l'aire tegmentale ventrale et se projette sur le noyau accumbens (striatum ventral) et ensuite sur l'amygdale et l'hippocampe. La Dopamine, secrétée par l'ATV, se projette aussi sur « *le cortex orbitofrontal qui évalue les affects positifs* » (p.123 *Neuropsychopharmacologie*). C'est le circuit de la récompense. « *La consommation de cocaïne va augmenter rapidement la concentration de dopamine, en particulier dans le noyau accumbens, expliquant l'apparition d'une sensation d'euphorie.* »

D'après ce que nous a enseigné le Docteur Azuar, on peut mesurer la transmission de Dopamine en excès chez les drogués. C'est le TEP scanner à la Dopa et on injecte dans le sang du drogué de la dopamine radioactive (fluoro-dopa) qui va mesurer le flux de dopa sur le noyau accumbens.

Si j'éprouve une joie intense en sortant de la relaxation dynamique 1,2 et 3, je pourrai ainsi mesurer l'excès de dopamine dans mon cerveau.

2/ **La Sérotonine** est une neurohormone importante au niveau du cerveau.

Mais, il faut savoir que 90% de la sérotonine se trouvent dans les muqueuses gastro-intestinales.

La biosynthèse de la sérotonine se fait au niveau du mésencéphale par le GPA et le noyau dorsal du raphé. Les noyaux du raphé à l'étage du pont et du bulbe secrètent aussi de la sérotonine qui régule la douleur. La sérotonine du mésencéphale se projette sur le système limbique et le cortex.

La Sérotonine a un rôle central dans les émotions, les humeurs et le comportement. Elle se projette sur trois régions-clés du contrôle des émotions.

- L'amygdale : le déficit en sérotonine cause peur et anxiété.
- Le cortex orbitofrontal : sa lésion, donc le déficit en sérotonine provoque désinhibition comportementale, irritabilité, impulsivité, changements d'humeur.
- Le gyrus cingulaire antérieur : en cas de déficit, perte de motivation et d'initiative motrice.
- L'hippocampe gère la mémoire émotionnelle consciente qui diminue en cas de déficit en sérotonine.

Selon la Neuropsychopharmacologie, la dépression profonde – noirceur d'humeur, tristesse, désespoir, anhédonie – ce qu'on appelle la mélancolie est souvent liée au déficit de sérotonine. Il faut savoir qu'un neurotransmetteur nourrit les centres 8 cérébraux en se transmettant d'un neurone à un autre à travers l'espace synaptique. Et pour ralentir cette circulation, il y a un mécanisme de recapture du neurotransmetteur par le neurone qui l'a poussé vers le neurone récepteur. C'est pourquoi, pour accélérer la circulation de sérotonine, on donne comme médicaments antidépresseurs des Inhibiteurs de la Recapture de la Sérotonine, des IRS : Prozac, Deroxat, Seroplex, Seropram.

La Tomographie par Émissions de Positons :

La Tomographie par Émission de Positons TEP IRM permet de connaître l'utilisation métabolique de neurotransmetteurs comme la sérotonine par certaines régions cérébrales. On injecte au patient une molécule radioactive précurseur de la sérotonine et on voit sur

l'image du cerveau que le taux de sérotonine est plus faible chez le patient à dépression sévère.
Article Journal of Nuclear Medecine avril 2018. Decreased Pretreatment Serotonin Transporter in Unipolar Depression

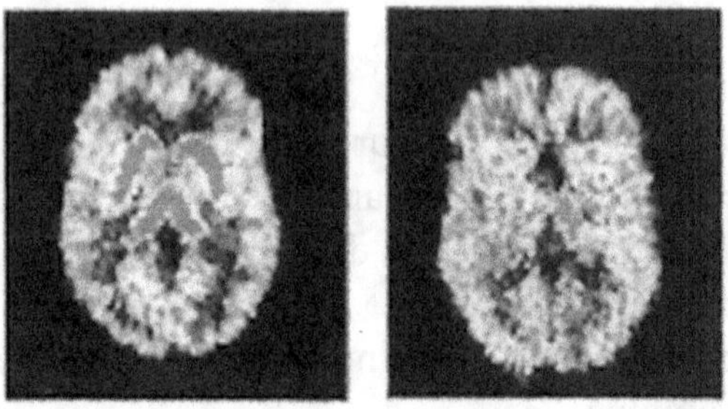

L'image de gauche montre la TEP du cerveau d'un sujet normal. À droite, la TEP révèle un taux de sérotonine (un neurotransmetteur) plus faible chez un sujet atteint de dépression sévère.

3/ **Le système GABA** ergique :

L'acide gamma amino butyrique est le principal neurotransmetteur inhibiteur du SNC. Le système GABA ergique est distribué dans le cerveau de façon ubiquitaire : noyaux gris centraux, cervelet, tronc cérébral, cortex, amygdale, hippocampe.

La GABA inhibe l'anxiété et la rumination mentale. Elle favorise la genèse du sommeil. Les benzodiazépines augmentent l'activité des récepteurs GABA.

Si la GABA inhibe bien l'amygdale, l'amygdale est tranquille et on n'a ni peur, ni anxiété.

On peut mesurer l'imprégnation de GABA dans les centres du cerveau. Je l'ai vu dans l'article sur le Yoga dont je vais parler qui cite un article du *Journal of Alternative and Complémentary Médecine* : « Thalamic Gamma Aminobutyric Acid Level Changes in Major Depressive

Disorder After 12 Week Lyengar Yoga and Cohérent Breathing Intervention ».

La mesure quantitative de ces centres cérébraux (volume, densité) par IRM et la mesure du métabolisme des neurorécepteurs par TEP IRM ont été pratiquées sur le Yoga et la méditation.

Dans la revue *Cerveau et Psycho* (juillet-aout 2021), il est cité des comptes-rendus de mesure par IRM et par TEP IRM. IRM dans l'article : Yoga vers l'équilibre mental.

Les scientifiques ont mesuré une augmentation des niveaux de GABA dans le thalamus, les aires somato-sensorielles et surtout l'amygdale qui se calme chez les vieux praticiens de Yoga (article cité plus haut).

Chez les grands dépressifs le volume de l'hippocampe diminue. Et chez les anciens pratiquants de Yoga, le volume de l'hippocampe augmente.

Dans une étude pratiquée au Danemark, il est démontré que la Dopamine, une molécule messagère du plaisir, est augmentée dans le striatum ventral (noyau accumbens) des praticiens réguliers d'un Yoga très méditatif (p.44).

Selon Michel Le Van Quyen, dans *Cerveau et silence* (p.231 à 237), le réseau par défaut qui est surexcité dans la rumination mentale devient hypo-actif chez les praticiens de méditation :

- le cerveau préfrontal se calme parce que je suis dans la présence à moi-même, et non plus dans la décision vers un but.
- le cortex temporal médian qui vit le sentiment d'un soi qui se maintient au cours du temps peut se calmer puisque nous sommes dans un sentiment hors du temps.
- le cortex cingulaire postérieur nous fait vivre que nous sommes une individualité distincte des autres. En méditation, nous avons le sentiment de fusionner avec l'univers.

Conclusion : il va bien falloir que notre évaluation de la Sophrologie se soumette à ces mesures. Certes, elles font partie du « règne de la quantité », le règne du numérique, le règne de la numérotation. La thérapie cognitivo-comportementale, en psychiatrie d'obédience américaine, s'intéresse aux comportements du malade mental, les décrit, les codifie et les rééduque, en faisant appel à la raison. C'est un peu simpliste.

Notre Sophrologie réveille nos images profondes et essaye de faire émerger nos images inconscientes. Nous vivons nos sentiments avec leur nuances qualitatives, tels qu'ils sont décrits dans « la madeleine » de Proust.

Notre pratique sophrologique nous fait vivre des élans poétiques et la fusion avec l'océan.

CLÔTURE DU CONGRÈS

Claudie TERK-CHALANSET

Eh bien bonsoir à tous, arrivés à la fin de ce congrès, un vrai challenge s'il en fût, nous aimerions vous remercier d'y avoir assisté, de nous avoir soutenus par vos demandes, vos appels, le désir qu'il ait lieu comme un lien de transmission en présentiel, de ce nom pas très joli auquel il a fallu s'habituer.

Le thème de ce congrès, qui était prévu en décembre 2020, nous l'avions décidé avant le surgissement du séisme de la pandémie, un inédit total mais encore à son début. 18 mois plus tard, nous avons dû apprendre à accepter l'inacceptable, la gravité durable de ces évènements mais aussi les solutions mises en place pour y pallier et la mobilisation de tous dans la lutte entreprise.

Presque à l'identique, malgré quelques défections dues à la maladie, ce congrès a tenu les promesses de réflexion autour de ce « malaise dans la civilisation », ô combien d'actualité.

Nous souhaitions questionner le mot « malaise ». Était-ce un jugement, ou bien le constat incontournable des changements profonds et ne cessant de s'accélérer dans notre société ? Comment notre sophrologie pouvait-elle, peut-elle, et nous aimerions répondre oui, accompagner ces changements.

Nous proposions dans l'annonce du Congrès des mutations nécessaires peut-être, en tous cas une évolution dans certains positionnements, savoir se poser les questions qui font réfléchir autrement, le prix pouvant en être de difficiles renoncements.

Impératif toutefois, presqu'impératif catégorique au sens de Kant, l'importance de la prise en charge globale corps-psyché, fondement de notre méthode en dehors de tout recours médicamenteux. Une parole d'une danseuse qui me parle beaucoup… « exercer son corps à être ».

Cette rencontre authentique avec Autrui, un ou une sophrologue aidera-t-elle le sujet à advenir au projet de vie dont il rêve, c'est ce qui était proposé dans le texte d'introduction. Tenter de renouer grâce au travail en commun, à l'amour d'eux-mêmes qui leur fait défaut, s'en rapprocher serait déjà un pas franchi… Mieux parfois… pourquoi ? Différemment sans doute. Nous aimerions tellement en être sûrs, confortés dans nos pratiques, à l'abri du doute sur nos certitudes.

Numérique, Intelligence artificielle, normes de plus en plus contraignantes, réseaux sociaux, la Sophrologie sait-elle, a-t-elle su, saura-t-elle s'adapter, résister peut-être. Impossible pourtant d'ignorer ce que nous avons appris, désappris au cours de ces derniers 18 mois et l'inconnu de ce qui reste à venir.

Les conférenciers passionnants qui se sont exprimés au cours de ces deux journées nous ont fait entrevoir comment, pour nous, le corps doit être l'acteur principal dans la prise en compte de la souffrance psychique, qu'elle soit d'origine traumatique ou existentielle. Ils s'en sont expliqués, chacun dans leur domaine de compétences, avec leurs valeurs, leur désir de transmettre, leur expérience, leurs convictions aussi.

Si je n'ai pas voulu, en si peu de temps, faire la synthèse de leur parole, c'est pour ne pas prendre le risque d'en trahir, même a minima, la force, l'authenticité, la juste restitution. Leur texte, comme chaque fois, et j'assume cette responsabilité, sera publié intégralement dans la collection SFS, créée pour éditer les Actes de nos congrès par les éditions L'Harmattan. La parution adviendra probablement dans le courant de l'année 2022. Cette activité de recherche est importante pour la SFS qui est qualifiée et reconnue comme société savante.

Voilà.

Difficile tout de même de ne pas l'avouer, nous sommes fragilisés, nous qui en plus de nos interrogations avons reçu de plein fouet les inquiétudes de nos patients, leurs tentatives courageuses d'y faire face, affrontant l'inédit du confinement et ses prolongements. Incrédules certains, frondeurs, sceptiques, nous n'allions pas nous laisser soumettre à ces injonctions, à ces diktats. Et pourtant, 18 mois plus tard, nous avons à vivre avec.

Nous espérons avoir pu partager avec vous nos savoirs et nos doutes, et vous offrir en partage l'audace nécessaire pour avancer, l'espoir de peser chacun sur l'avenir que nous souhaitons à la sophrologie. Il a été constaté, la crise aidant, une faculté d'adaptation grâce à la prise de conscience des besoins, ceux-ci ayant évolué au fil des interdits et des directives.

Nos adhérents sont, ou ont été justement en attente de règles de conduite, et même de conseils dans leur exercice, vis-à-vis des personnes qui leur font confiance. Ce qui a parfois demandé à la SFS une certaine créativité pour la mise en place de nouveaux protocoles d'accueil, tout en tenant, je crois que vous en serez d'accord, à notre posture de non-endoctrinement.

En projet pour l'année prochaine, nous comptons poursuivre les demi-journées professionnelles, probablement une par trimestre, journées entre pairs qui souhaitent échanger sur leurs difficultés. Différents thèmes sont à l'étude :

- Sophrologie dans les EHPADs
- Sophrologie dans les hôpitaux
- La relation avec les prescripteurs
- Le vieillissement
- Les problèmes de sommeil.
- La déontologie qui va bien évidemment avec l'éthique
- Mais aussi la supervision et ses nécessités.

Et pourquoi ne pas aborder aussi les HPI, leur extrême sensibilité, le tourbillon de leur pensée en arborescence et le sentiment d'étrangeté qui les habite parfois.

Bien, il me reste à remercier chaleureusement notre présidente, Mme Claude Chatillon, pour l'énorme travail fourni cette année, et à la féliciter pour les réussites incontestables obtenues. À tout cela, sont bien sûr associés les membres du Conseil d'Administration qui, chacun avec leur spécificité, ont œuvré en cette année difficile. Sans oublier nos secrétaires dévouées, Christine et Laurette, à la très belle efficacité souriante.

Et pour finir, j'aurais souhaité avoir tous les noms des volontaires bénévoles qui, en très grand nombre, se sont proposés pour nous aider. Un grand merci à eux et une très belle fin d'année à tous.

Et en conclusion, cette expression que je trouvais jolie et qui n'est pas de moi : Veiller toujours à garder ouvert « l'œil du cœur ».

LISTE DES INTERVENANTS

Président d'honneur et conférencier

Dr Jean-Pierre CAPITAIN
Ancien psychiatre des hôpitaux, praticien hospitalier contractuel, psychothérapeute

Conférenciers

Chantal BIWER
Art-thérapeute, sophrologue, membre du CA de la SFS

Jean-Pascal CABRERA
Enseignant, sophrologue, membre du CA de la SFS

Claude CHATILLON
Présidente de la SFS, sophrothérapeute

Norbert CHATILLON
Psychanalyste, membre de l'IAAP (International Association of Analytical Psychology)

Bénédicte DE MONTENAY
Psychologue, psychothérapeute, sophrologue, membre de la SFS

Richard ESPOSITO
Professeur de philosophie, président du Groupe d'Épistémologie de la Sophrologie (GES), sophrologue, directeur du CFSP

Dr Benoit FOUCHÉ
Médecin, psychothérapeute, sophrothérapeute, membre du CA de la SFS

Anne GALOUZEAU DE VILLEPIN
Anciennement neurophysiologiste pédiatrique au CHU de Montpellier et membre de la SNCLF (Société de Neurophysiologie Clinique de Langue Française), pédopsychiatre à l'ITEP (Institut Thérapeutique, Éducatif et Pédagogique) du Mont Lozère à Béziers, Membre du CA de la SFS

Nedjma MOHAMMEDI
Psychologue

Claudie TERK-CHALANSET
Psychanalyste, sophrothérapeute, Vice-Présidente de la SFS

TABLE DES MATIÈRES

Structures éditoriales du groupe L'Harmattan

L'Harmattan Italie
Via degli Artisti, 15
10124 Torino
harmattan.italia@gmail.com

L'Harmattan Hongrie
Kossuth l. u. 14-16.
1053 Budapest
harmattan@harmattan.hu

L'Harmattan Sénégal
10 VDN en face Mermoz
BP 45034 Dakar-Fann
senharmattan@gmail.com

L'Harmattan Cameroun
TSINGA/FECAFOOT
BP 11486 Yaoundé
inkoukam@gmail.com

L'Harmattan Burkina Faso
Achille Somé – tengnule@hotmail.fr

L'Harmattan Guinée
Almamya, rue KA 028 OKB Agency
BP 3470 Conakry
harmattanguinee@yahoo.fr

L'Harmattan RDC
185, avenue Nyangwe
Commune de Lingwala – Kinshasa
matangilamusadila@yahoo.fr

L'Harmattan Congo
67, boulevard Denis-Sassou-N'Guesso
BP 2874 Brazzaville
harmattan.congo@yahoo.fr

L'Harmattan Mali
ACI 2000 - Immeuble Mgr Jean Marie Cisse
Bureau 10
BP 145 Bamako-Mali
mali@harmattan.fr

L'Harmattan Togo
Djidjole – Lomé
Maison Amela
face EPP BATOME
ddamela@aol.com

L'Harmattan Côte d'Ivoire
Résidence Karl – Cité des Arts
Abidjan-Cocody
03 BP 1588 Abidjan
espace_harmattan.ci@hotmail.fr

Nos librairies en France

Librairie internationale
16, rue des Écoles
75005 Paris
librairie.internationale@harmattan.fr
01 40 46 79 11
www.librairieharmattan.com

Librairie des savoirs
21, rue des Écoles
75005 Paris
librairie.sh@harmattan.fr
01 46 34 13 71
www.librairieharmattansh.com

Librairie Le Lucernaire
53, rue Notre-Dame-des-Champs
75006 Paris
librairie@lucernaire.fr
01 42 22 67 13

www.ingramcontent.com/pod-product-compliance
Lightning Source LLC
LaVergne TN
LVHW021208061026
849535LV00008B/2636